AF468467

PURIFICATION
DE L'AIR CROUPISSANT DANS LES HOPITAUX, LES PRISONS, ET LES VAISSEAUX DE MER,

Par le Moyen d'un renouvellement continuel d'air pur & frais, qui en emportera aussi continuellement la mauvaise odeur, & qui d'infects que sont ces lieux, les rendra sains & habitables.

Avec une Application de ce Moyen de renouvellement, pour rafraichir pendant les grandes chaleurs de l'Eté, l'air des Appartements des Princes & des riches Particuliers, celui des Eglises, des salles d'Audiance & de Spectacles, celui des Maisons Religieuses & de touts les lieux d'Assemblée, de même que des Magazins, Manufactures, &c.

Et enfin le Moyen d'ôter l'Odeur infecte, que les *Commodités* répandent dans la plûpart des Maisons où il y en a.

On y a joint une seconde Edition du Manuel des Laboureurs, *réduisant à quatre Chefs principaux ce qu'il y a d'essentiel à la bonne Culture des Champs.*

Par M. GENNETÉ, premier Physicien de feue SA MAJESTÉ IMPÉRIALE.

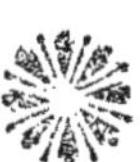

A NANCY.
Chez J. B. HYACINTHE LECLERC, Imprimeur-Libraire, près du Pont-Mouja.

M. DCC. LXVII.
Avec Permission.

IL paroit aſſez inutile de faire une Préface, ou un Précis de cet Ouvrage, ce qui ne ſerviroit qu'à en groſſir le Volume : la Table des Matières qui ſuit, donnera ſuffiſamment à connoitre ce qui y eſt traité & l'ordre que j'ai ſuivi. Peu importe auſſi au Lecteur, que je le promène en différents endroits où j'ai fait des Expériences ; ou que je le faſſe deſcendre pluſieurs fois, dans les profonds & ſpatieux ſouterreins des Mines que j'ai parcourues pour parvenir à mon but : je penſe donc, qu'il vaut mieux donner ſimplement le Réſultat du tout, dans les Moyens de purification ou renouvellement d'air frais que j'ai cherchés, & que le titre de ma Brochure annonce.

Elle a été commencée à Paris au mois de Mars 1764, & par le défaut de ma Santé, elle n'a été finie à Nancy qu'au mois d'Avril 1767.

TABLE
DES MATIÉRES
Contenuës dans cet Ouvrage.

PREMIERE PARTIE,

SECONDE PARTIE.

TROISIE'ME PARTIE.

QUATRIE'ME PARTIE.

CINQUIE'ME PARTIE.

SIXIE'ME PARTIE.

SEPTIE'ME PARTIE.

Fin de la Table.

PURIFICATION

De l'Air croupiſſant dans les Hopitaux, les Priſons, & les Vaiſſeaux de Mer.

PREMIÉRE PARTIE,

Où l'on voit les Effets funeſtes *cauſés par la ſtagnation de l'air, avec les Moyens peu ſuffiſants qui ont été propoſés pour purifier celui des Hopitaux, des Priſons, & des autres lieux où il s'infecte par le croupiſſement.*

Il y a ſix mois, qu'étant entré dans un vaſte Hopital, où il y a grand nombre de Salles remplies de Malades; je fus ſaiſi, de la mauvaiſe odeur, que l'on reſpire dans des lieux conſacrés par l'humanité, au rétabliſſement de la ſanté de cette portion d'hommes ſi précieuſe, ſi utile & ſi néceſſaire à l'Etat, tels que ſont les ſimples Manœuvres & les plus pauvres Ouvriers.

Une Médecine éclairée, conſeille aux Malades riches, aux Convaleſcents, de même qu'à ceux qui ſe portent bien, de tué, ne feroit qu'échauffer les poumons en y paſſant, & leur deviendroit un poiſon qui les ſuffoqueroit. La ſtagnation de ce fluide, fait qu'il ſe corrompt, de même que la chaleur le gâte.

Et comme l'air le plus pur, outre ce Phlogiſton qu'il contient, ſe charge encore d'humidité, de vapeurs, d'exhalaiſons & de tout ce qui eſt fluide & qui a moins de denſité que lui; ce ſecond mêlange étant déja corrompu ou ſuſceptible de corruption, & l'air s'en impreignant comme feroit une éponge, il eſt en même temps ſon véhicule pour le porter dans les poumons & le ſang. C'eſt ainſi qu'il faut entendre, que l'air ſe corrompt & ſe gâte, c'eſt-à-dire, par ſon Phlogiſton échauffé, ou par les exhalaiſons qu'il renferme.

Si l'air & l'eau impreignés ſeulement de charbon de terre froid, demeurent en ſtagnation pendant un temps très-conſidérable en un lieu fermé; leur infection devient alors telle, que dans l'inſtant même qu'elle prend jour, non ſeulement elle tue, mais que l'air & l'eau ainſi croupis s'allument à la chandelle, fondent ſur le champ le fer & l'acier, grillent le viſage & brulent les cheveux, ſans offenſer les vêtements de toile des ouvriers, & font autant d'explosion que la poudre à canon. Cela arrive presque chaque année, dans les vieux souterreins des Mines de Houille du pays de Liége : c'est cependant toujours, par la négligence des Sondeurs de ces vieux ouvrages, ou par l'audacieuse témérité des Maîtres houilleurs trop intéressés, qui vont chercher le charbon laissé pour servir de pilliers & soutenir la roche.

Les plus anciens de ces Ouvrages sont de l'an 1202: mais la stagnation de 10 à 30 ans suffit pour produire les terribles effets dont on vient de parler ; & pour causer le sommeil subit & la mort, ce sera bien assez d'un croupissement de quelques mois.

Il ne faut cependant pas s'imaginer, que le Charbon de terre brule & s'enflamme de lui-même, dans les Souterreins où il est dispersé en veines qui sont toutes d'une parfaite régularité. Ce Charbon étant un Bithume pétré fort sec tantôt très pur, tantôt mêlé avec de l'Occre de fer, & quelques fois des Pyrites sulphureux se trouvent avec l'Occre & le Bithume. Ce sont ces seuls Pyrites, qui donnent une odeur désagréable au feu de la houille où ils sont mêlés; & cette houille pyriteuſe, eſt auſſi la ſeule qui s'allume d'elle-même lorſqu'elle eſt détachée de ſa veine & expoſée à l'air humide : mais cela n'arrive jamais lorſqu'elle eſt dans ſa veine, où elle forme un lit qui eſt comme un banc de roche. Ainſi, les Mines de charbon de terre ne brulent pas comme on le dit : je répete, que la houille pyriteuſe la plus puante, ne le fait même que dans le ſeul cas, où elle eſt ſéparée de ſa veine, répandue au jour, & dans l'humidité.

L'air & l'eau rempliſſent néceſſairement les vuides des ſouterreins ou l'on a tiré la houille ; on bouche enſuite bien exactement ces ſouterreins crainte d'inondation. Mais l'air & l'eau qui y demeurent alors en ſtagnation avec des reſtes de houille, en s'impreignant, ils ſe corrompent & s'infectent par le croupiſſement. L'infection que cela cauſe, eſt très-capable de tuer les hommes & les animaux : mais pour que l'air & l'eau ainſi ſtagnants s'allument, & faſſent exploſion, il faut leur donner une iſſue en perçant imprudamment les ſouterreins bouchés. Alors les deux fluides enſemble, ou l'air & l'eau ſéparément, s'échappent de leur priſon & rencontrant les chandelles ou les lampes des Ouvriers, ils s'y allument, s'élancent de toutes parts, & se dissipent en faisant grand fracas, grillent le visage & les cheveux seulement, sans tuer personne, ni incendier les souterreins. S'ils ne rencontrent point de flamme, ils ne s'allument pas, mais ils causent un sommeil subit & profond, puis la mort s'ensuit. Ce dernier cas a également lieu, dans tous les coins de souterreins, où l'air n'a pas été renouvellé.

On sçait, que l'eau de pluie qui est la plus pure, croupissant sur la terre, y forme des marécages, & que les exhalaisons qui s'élevent de cette stagnation, infectent les contrées voisines: tandis que la même eau, en mouvement, les vivifie. Cette eau de pluie croupissant dans un vase de verre bien net, s'y infectera comme sur la terre & par tout ailleurs. Touts les liquides non spiritueux, demandent un mouvement continuel pour se conserver, autrement ils se gâtent & portent la contagion.

NÉCESSITÉ de l'Air *pour conserver le feu; & de l'air continuellement renouvellée pour rétablir & conserver la santé.*

ON ne peut allumer de feu sans le concours de l'air; & plus cet air est pur &

excité sur le feu, plus il s'enflamme & devient violent par l'abondance de Phlogiston qu'il y fournit. Les charbons ardents faits de bois se conservent allumés sous les cendres pendant un temps, puis ils s'éteignent faute d'avoir assez d'air pour les y faire consumer.

La Tourbe de *Leyden* en Hollande, bien allumée & mise seule sur une brique froide, s'y consume entiérement sous sa propre cendre si on n'y touche pas. Alors, la Tourbe réduite en cendres retient exactement la forme, la figure & le volume qu'elle avoit avant d'être réduite. On voit de-là, que l'air passant par la texture des cendres non afaissées jusqu'à la derniére parcelle de Tourbe allumée, en opère la réduction. Joint à ceci, que la Tourbe étant un végétal léger, contenant beaucoup de souffre minéral, ce mélange rend le feu plus tenace en ouvrant en même temps mieux le passage à l'air pour y pénétrer par ces cendres.

Quoique le feu se conserve quelque temps lorsqu'il est assez couvert, l'air ne lui manque cependant pas : car s'il en étoit absolument privé, il s'étoufferoit d'abord. La flamme s'étouffe non seulement dans l'instant même que l'air lui manque, mais encore s'il ne lui eſt reſourni en le renouvellant continuellement. Nos poumons demandent néceſſairement un pareil renouvellement d'air, mais d'un air frais, pur & dégagé de tout ce qui peut paſſer des poumons dans le ſang & nuire au corps humain.

CAUSE de la Mort *la plus certaine dans les Hopitaux.*

SI l'air pur, & l'eau ſaine, étant corrompus par la ſeule ſtagnation, deviennent par là capables de donner la mort, & de produire d'autres effets auſſi funeſtes que ceux que j'ai rapportés ci-deſſus : Si l'air frais ou continuellement renouvellé, eſt ſi néceſſaire à la conſervation du feu, de la chaleur, & de la vie : Si cet air, même le plus pur, ſe charge & s'impreigne comme une éponge de tout ce qu'il y a de bon & de mauvais : S'il eſt en même temps le véhicule des odeurs fétides, des exhalaiſons putrides & empoiſonnées, pour les porter dans les poumons & le ſang, & y cauſer de grandes maladies, ou la mort : Que dire d'un vaſte Hopital, rempli d'une multitude de Malades ? Les haleines y ſont infectées, les plaies en pourriture, les ſueurs ſentent le cadavre ; Enfin, combien d'immondices de ce grand nombre d'hommes ! Ce mêlange horrible d'infection croupiſſante, empoiſonne néceſſairement l'air qui eſt autour des Malades, & qu'ils reſpirent : Cet Atmoſphère empeſté, ſe communique dans toutes les Salles où l'air n'eſt pas ou très-peu renouvellé : Il y doit par conſéquent aggraver les maladies, y porter la mort, & en faire le Cimetière des Citoyens les plus néceſſaires à l'Etat.

REME'DE sûr *pour ôter cette cauſe de mortalité, & rendre les Hopitaux des demeures ſaines & habitables.* Plogiſton *ou fluide univerſel à reſpirer, & auſſi néceſſaire aux poumons, que les Aliments ſolides le ſont à l'eſtomach.*

LE ſeul Remède, eſt donc de chaſſer ces affreuſes exhalaiſons, à meſure qu'elles ſe forment en ſortant du corps des Malades. On ne peut les chaſſer, qu'en expulſant continuellement, l'air croupi & chargé de ces exhalaiſons hors de toutes les Salles, & en y en laiſſant en même temps entrer du frais qui ſoit pur. Il faut pour cela, que le nouvel air pénétre dans les Salles d'une maniere qui ſoit inſenſible pour les Malades, & ſans qu'ils en reſentent la moindre incommodité. Il faut auſſi trouver le moyen de le tempérer, de ſorte, qu'il n'apporte ni froid, ni humidité.

Il y a des Gens qui s'imaginent, qu'en parfumant les Salles des Hopitaux, on en purifie l'air, & que cela rend ces Salles plus saines. Ils devroient dire, qu'on en rend la mauvaise odeur plus supportable pour peu de temps, & qu'elle devient ensuite plus insupportable, si on n'y introduit du nouvel air qui soit pur, en en chassant l'infecté qui y croupissoit.

D'ailleurs, il y a dans l'air un *Phlogiston* très-fluide, qui est aussi nécessaire à nos poumons, que les Aliments solides le sont à l'estomach. Ce Phlogiston est si mince, qu'il se consume d'abord par la chaleur des poumons où il entre ; & s'il ne leur étoit refourni à chaque instant, par le véhicule d'un air frais ou continuellement renouvellé (*), il s'en ensuivroit une défaillance de tout le corps, ou ce qu'on appelle suffocation d'air trop échauffé & privé de ce fluide salutaire.

Les parfums ne procurent pas ce fluide, au contraire ils le détruisent bien-tôt. L'air seul & frais, en est le dépositaire & le

(*) *Voyez encore là-dessus les Expériences contenues dans mon Traité de Nouvelle* Construction de Cheminée, *qui garantit du feu & de la fumée, Partie VI, pages 81 & suivantes, Editions de Paris des années 1759 & 1764, déja citées.*

véhicule; & plus il eſt pur, plus il contient de ce Phlogiſton frais & contribue à la ſanté; parce qu'il fournit plus abondamment de quoi ſoutenir & fortifier nos poumons, donner de l'activité au ſang, nétoyer l'eſtomach, & procurer de l'appetit. Le contraire arrive, dans un air renfermé dont la trop grande chaleur a diſſipé le fluide ſalutaire, qui de lui-même eſt déja très-inflammable.

Ce *Fluide*, *Phlogiſton*, *Chaleur* ou *Feu Elémentaire*, ſe trouve répandu dans toute la Nature. Il eſt dans l'air, pour paſſer delà dans les poumons & le ſang, & leur fournit le ſecond Aliment néceſſaire à la vie: il eſt dans l'air, pour conſerver & augmenter le feu de nos foyers, & la lumière artificielle: il eſt dans l'air pour s'unir à ſes autres influences, & procurer aux terres leur plus grande fertilité.

Ce fluide ſe trouve dans la terre, pour lui ôter ſa grande froideur, & lui donner de l'aptitude à l'univerſalité des ſes productions (*).

(*) *Le concours du Phlogiſton & la manière d'en faire uſage pour fertiliſer les champs, ſont amplement diſcutés dans mon* Manuel des Laboureurs, *imprimé à Nancy en 1765, & à la fin de cet Ouvrage.*

Il eſt dans l'eau, non ſeulement pour la conſerver fluide, mais auſſi pour la rendre liquide, & par conſéquent capable d'humecter, diſſoudre, & fomenter la germination & l'accroiſſement de toutes choſes. Il eſt dans les grains & les fruits, pour les cuire, les porter à leur maturité, & leur donner la ſaveur & le gout.

Ce Phlogiſton ſe trouve dans touts les Végétaux & les Animaux ; ce qui rend les Végétaux poreux & combuſtibles à nôtre uſage, donne & conſerve la chaleur & la vie aux Animaux.

Il eſt abondant dans les Métaux ; & c'eſt lui ſeul qui leur donne la couleur, la ductilité, la malléabilité, & le poids ſous un volume déterminé. Il eſt en petite quantité dans les Minéraux de toute eſpéce : puiſque ce n'eſt que par le ſecours du Phlogiſton contenu dans les huiles & les graiſſes pour les expériences en petit ; & par le moyen du Phlogiſton contenu dans le charbon de bois ſoit en petit, ſoit dans les expériences en grand, que l'on peut opérer non ſeulement la ſécrétion de la ſemence, mais encore la réduction de cette ſemence des Minéraux en véritables Métaux.

Les Métaux eux-mêmes ne ſont que

de ſimples cadavres, & comme je l'ai déja dit, ſans couleur, ſans ductilité, ni malléabilité, ſi on les prive de leur Phlogiſton. Cela ſe fait aiſément dans la plûpart, par la ſeule calcination opérée à la pure flamme qui réduit ces Métaux en cendres. Pour leur rendre la vie & l'ame, on unit à ces cendres, le Phlogiſton contenu dans le charbon de bois, par le ſecours du feu concentré: ce qui les revivifie de maniére, que d'un cadavre tombé en poudre, on en refait le Métal le plus beau, avec toutes ſes propriétés ordinaires.

Toutes les expériences, prouvent, la prèſence de ce fluide répandu de toute la Nature. Mais elles montrent auſſi, qu'il eſt plus abondant en l'Air, dans les Végétaux, les Animaux & les Terres remuées, que dans les autres Corps moins poreux, exceptés ceux qui ſont élaſtiques avec les Métaux.

Sans ce Phlogiſton ainſi univerſellement répandu, nos corps & tout ce que nous voyons & ſentons, tomberoient en pièces ſans vie & ſans mouvement; ils ne ſeroient que des cadavres inertes comme le bois brulé, les pierres & les métaux calcinés.

„Eſt-ce donc lui, qui donne la cohé-
„ſion aux pierres, qui unit les fibres du

„ bois & des autres corps, comme il pro„ duit aussi la cohésion des Métaux?——„ Est-ce encore lui, qui unit les eaux en „ globules cohérents, qui les fait jaillir dans „ nos jardins, qui rend cet élément incom„ pressible dans les fleuves & y cause les „ débordements (*)?—Est-ce toujours lui, „ qui opère les fermentations chimiques & „ autres, & qui fait par conséquent cuver „ nos vins, comme il donne le ton aux „ humeurs de nôtre corps, procure la di„ gestion des aliments & conserve la santé?

„ Ce fluide invisible comme l'air, mais „ plus mince & plus subtil que l'air, que „ l'on ne connoît que par l'entendement, „ & sa prèsence que par les effets qu'il „ produit, que l'on remarque être en tout „ & par-tout : seroit-ce lui, qui serviroit „ de moyen à notre Ame immatérielle, „ pour agir sur nôtre corps, & lui faire „ exécuter ses volontés?

(*) *J'ai donné le Moyen d'empêcher ces Débordements, dans un Ouvrage intitulé :* Expériences sur le Cours des Fleuves, *ou* Lettre à un Magistrat Hollandois, *Paris 1760 & 1764. Et pour ce qui concerne la filtration des eaux à travers les Quais qui bordent les fleuves, le moyen d'y remédier se trouve détaillé dans un Mémoire avec figures, que j'ai fait inserrer dans le Journal œconomique de France, pour le mois de Mars 1764: C'étoit particulièrement pour la Ville de Paris.*

„ Seroit-ce ce même puiſſant fluide, qui „ dirige l'éguille de la Bouſſole, ou qui „ fait l'Aimant? —— Pourroit-ce être lui, „ qui, fortement développé par de grandes „ frictions, produiroit l'Electricité, ou „ ſeroit la matière électrique elle-même? „ —— Eſt ce lui, qui répandu dans l'air, „ & combiné avec les exhalaiſons qu'il „ contient, s'allume, produit les éclairs & „ l'exploſion du tonnere, comme il le fait „ auſſi ſur les lampes des ouvriers dans les „ vieilles Mines de charbon de terre?

„ Eſt-ce encore lui, qui donne du reſ- „ ſort à l'air, de l'élaſticité aux corps, qui „ fait monter le mercure dans le baromê- „ tre, qui donne l'activité & la force à la „ poudre à canon? —— Seroit-ce par la „ combinaiſon de ce fluide avec l'eau, le „ ſouffre minéral, & la mine de fer, que „ ſe développant dans le ſein de la terre, „ il produit les volcans, les tremblements „ & les éruptions ſouterreines, comme la „ choſe peut être imitée en petit toutes „ les fois qu'on le veut?

„ Si c'eſt lui qui donne du reſſort à l'air, „ produit l'élaſticité, l'électricité, les éclairs, „ la foudre, & les tremblements de terre: „ s'il donne la cohéſion aux corps ſolides „ & liquides : opére-t-il auſſi cet *Act*, ou

Effet,

„ *Effet*, qu'on exprime par le terme d'*At-*
„ *traction* ſur les corps terreſtres, & encore
„ par le terme de *Force Centripête*, ou *Cen-*
„ *trale* ſur les corps céleſtes ?

„ Enfin, ce fluide répandu par-tout,
„ qui vivifie & anime tout, eſt-il un Prin-
„ cipe, un Elément particulier, une
„ Propriété de l'air, ou une ſimple éma-
„ nation du Soleil qui pénétre & s'unit
„ à toutes choſes ?

La prèſence de ce Phlogiſton univerſel, ſaute aux yeux dans toutes les Expériences & Opérations de Docimaſie & de Métallurgie ; entr'autres dans la ſécrétion de la ſemence, & la réduction de cette ſemence des Minéreux en vrais Métaux, le tout opéré par le ſeul Phlogiſton contenu dans le charbon du bois. Elle ſaute aux yeux, dans la révivification des cendres des métaux calcinés, dont on refait de vrais métaux encore par le moyen du ſeul Phlogiſton contenu dans le charbon de bois.

Cette prèſence ſaute aux yeux, toutes les fois que l'on couvre exactement la flamme d'une chandelle avec un ſimple goblet de verre : on voit cette flamme s'éteindre, dans l'inſtant même que l'air échauffé de deſſous le goblet, a détruit ſon Phlogiſton qui ſervoit de ſecond aliment à la flamme. Cette prèſence ſaute toujours aux yeux, & cauſe dés défaillances, à touts ceux qui ſont dans une chambre trop chaude, & où le Phlogiſton de l'air ſe trouve abſorbé & détruit par la grande chaleur. Le Remède, eſt d'introduire dans cette chambre, de l'air frais, qui y apporte un nouveau Phlogiſton ſeul capable de rétablir des poumons malades & les conſerver ; & ainſi de tout le reſte.

On voit que la connoiſſance d'un fluide univerſel, n'eſt pas inutile, quand même elle ne feroit qu'indiquer la Cauſe d'un grand nombre de Maladies, avec les Moyens de nous en délivrer, & nous maintenir enſuite en ſanté : quand elle ne feroit de plus, qu'indiquer encore la manière de faire uſage de ce fluide, pour fertiliſer les terres, & donner de quoi nous nourrir, en même temps qu'elle procure auſſi la ſanté.

Je reviens à l'infection des Hopitaux. Il eſt vrai que les portes y ſont preſque toujours ouvertes, & ſouvent auſſi les fenêtres. Mais cela y produit très-peu de circulation & de renouvellement, puiſque la mauvaiſe odeur y reſte, & prouve par là l'impureté de l'air & la préſence des exhalaiſons ſtagnantes & infectées qui tuent un très-grand nombre de pauvres gens.

Comment donc des hommes en pleine ſanté, peuvent-ils ſouffrir, que d'autres hommes périſſent ainſi d'une peſte évitable! Ceux qui périſſent ſi miſérablement, ſont cependant ceux qui ont procuré le bien-être des autres par un travail continuel. Oh pauvres! c'eſt-à-dire, Oh Ouvriers! C'eſt vous qui par vos ſueurs, nous nourriſſez touts, & nous procurez non des amuſements frivoles, mais généralement touts les biens & les commodités utiles à la vie. Cependant, vous périſſez ſous nos yeux dans des Hopitaux, par une infection inſupportable. Qu'il eſt humain! & combien il eſt de nôtre intérêt de vous en délivrer!

PREMIER Moyen *propoſé par un Philoſophe, pour renouveller l'Air des Priſons, des Hopitaux, &c.*

QUE Monſieur *Hales* fut heureux, lorſque la Providence le choiſit pour faire le bonheur de ſes ſemblables! Il ne dédaigna pas l'obſcurité des priſons de Londres, ni celle des malheureux qui ſont enfermés dans des cachots, pour adoucir leurs peines, en rendant leurs habitations plus ſaines. On entend, que je veux parler du *Ventilateur*, que ce Phyſicien Anglois fit mettre dans les priſons de *Nevvgatt*, pour y renouveller l'air en en chaſſant celui y étoit croupiſſant, & en y en introduiſant du nouveau qui étoit pur.

Son Ventilateur conſiſte en un Souflet de bois, ſans cuirs, ayant un Diaphragme auſſi de bois & très-facile à mouvoir. C'eſt en hauſſant & baiſſant ce Diaphragme dans l'intérieur du Soufflet, qu'on y aſpire l'air, & qu'on l'en chaſſe enſuite en tel lieu que l'on veut. Le Soufflet ſe double & ſe quadruple, quand on le juge à propos, pour produire un plus grand effet.

En aſpirant par ſon moyen, l'air d'une rue, d'une cour, ou d'ailleurs, & le chaſſant avec force dans une Salle de Malades; s'il y a une petite ouverture en quelqu'endroit de cette Salle, l'air nouveau qu'on y introduit par le Soufflet, chaſſera par l'ouverture, celui qui y étoit, & en peu de temps toute la Salle ſera remplie de nouvel air. Ce ſera la même choſe, ſi on aſpire l'air de la Salle, ou de tout autre lieu, par le jeu du Soufflet pour le jetter dehors, dans le temps qu'une petite fenêtre ouverte permettra à l'air extérieur & pur, de remplacer celui qu'on aura expulſé par la fenêtre.

Voilà ce que Monſieur *Hales*, a fait faire dans les Priſons de *Nevvgatt* à Londres, pour y conſerver dans un air pur & ſain, les jours des Priſonniers innocents, en rendant par-là des Citoyens utils à l'Etat, & adoucir humainement les maux des Coupables qui doivent périr.

Le Soufflet de M. *Hales*, eſt mis en mouvement par un Moulin-à-Vent, placé ſur le toit des Priſons ; & au défaut de vent, par le bras des hommes, ou par le ſecours des animaux.

Le célébre Auteur de ce Soufflet, le propoſe pour renouveller l'air de l'Entre-pont & de la Calle des Vaiſſeaux, des Galleries des Mines, des Salles où il y aura beaucoup de malades, des Endroits qu'il eſt important de déſſécher, & enfin il indique une manière de s'en ſervir pour la conſervation des Grains.

Ce Projet eſt beau, & digne du Grand-Homme qui le propoſe. Mais comme cet illuſtre Auteur, eſt le premier qui y ait penſé, il n'a ſurement pas prètendu donner l'excluſion à perſonne de penſer après lui, & de propoſer auſſi les Moyens qu'il croira pouvoir être employés plus ſimplement, plus facilement, & avec plus d'avantage, pour parvenir au même but.

Le Soufflet de M. *Hales* eſt ſimple & facile à mouvoir : mais ſon Diaphragme ne ſerrant pas dans les côtés, il laiſſe échapper beaucoup d'air qu'il remue ſans le chaſſer. On pourroit cependant remédier à cet inconvénient, par les reſſorts latéraux des Soufflets de bois, ſans aucuns cuirs, qui ſont en uſage à *Ocker* près de *Goslar*, & décrits dans la *Métallurgie* de *Schlûtter*.

Cette correction feroit très-utile dans l'uſage que M. *Duhamel* fait de ce Soufflet, pour donner de l'air aux Grains, & les conſerver en tas. Mais pour les Priſons & les Salles des Hopitaux, de même que pour l'Entre-pont & la Calle des Vaiſſeaux ; on remarquera, que le vent d'un ou de pluſieurs Soufflets, jetté & ſoufflant avec une force concentrée ſoit directement, ſoit par réflexion, ſur des Priſonniers, des Malades, ou des Matelots, chaſſera réellement l'air croupiſſant & infect, & en introduira du nouveau qui ſera pur : mais c'eſt la force de ce vent, & le danger qu'il y a d'y expoſer des Malades, auſſi bien que des Perſonnes ſaines que l'on cherche à éviter, en renouvellant continuellement l'air qui les environne, ſans qu'on en reſente le moindre choc ou effet dangereux tant du froid que de l'humidité. Ce ſera à l'imitation du zèle de M. *Hales* pour l'humanité, que que j'en propoſerai le Moyen.

Pour ce qui eſt des Galleries de Mines; il eſt bon de les abandonner aux Mineurs, qui, de temps immémorial, y pratiquent des ouvertures qui forment de vrais Siphons, & par leur ſecours, ils ſe procurent un renouvellement d'air, qui rend leurs Souterreins preſque auſſi ſains que la pleine Campagne. Tel eſt l'état des choſes dans les Mines d'or, d'argent, de cuivre & de plomb en Hongrie, Bohême, Haute & Baſſe Saxe, & ailleurs. C'eſt même de quelqu'uns des Ouvrages de ces Mines, ſçavoir celles de Houille ou Charbon de terre du pays de Liège, que je tirerai une bonne partie du Moyen que je viens de promettre pour les Hopitaux, les Priſons, & le reſte.

SECONDE Manière *de purifier l'Air, propoſée par un Chirurgien.*

IL y a quelques années, qu'un Chirurgien propoſa, à Paris, de purifier l'air des

Salles des Hopitaux, en y soufflant une certaine *Liqueur acide & aromatique* dont il fait mystère. Mais tant qu'il ne mettra pas ces Salles dans un renouvellement d'air continuel, en leur refournissant aussi continuellement le *Phlogiston frais*, pur & absolument nécessaire au soutien des poumons, sa liqueur ne fera que blanchir contre l'infection. Si son odeur est agréable, il pourra en faire usage pour parfumer des Cabinets de Toilette.

TROISIE'ME Moyen *de purification, effectué par un Architecte.*

DES Voyageurs m'ont dit avoir vû à Lyon, un Hopital, où il y a une grande Salle faite en dôme, avec une ouverture au haut de ce dôme qui va se terminer sur le toit du Bâtiment. L'Architecte physicien qui a bâti cette Salle, sçavoit, que l'air échauffé qui est autour des Malades, devoit s'élever à la partie supérieure de la Salle, pour faire place à l'air frais & plus dense qui vient par les portes & les fenêtres; & que cet air échauffé, dilaté, & chargé des exhalaisons des Malades, s'étant porté à la partie la plus élevée, s'échapperoit ensuite en dehors par l'ouverture qui y etoit pratiquée.

Ce Moyen eſt bon pour renouveller l'air d'une Salle ſeulement, & encore d'une manière un peu foible, parce qu'il n'y a que l'unique chaleur qui ſe trouve dans l'Atmoſphère des Malades, qui puiſſe dilater l'air & le faire élever par la diminution de ſa denſité. On dit cependant, qu'un oiſeau prèſenté à l'ouverture par où cet air infecté s'échappe ſur le toit, en eſt tué ſur le champ; & qu'un homme en pleine ſanté, en ſeroit même ſuffoqué. On peut juger délà, quelle doit être l'inſection des autres Salles qui n'ont pas une telle iſſue, pour l'aiſſer continuellement échapper leur poiſon, & combien ceux qui y demeurent expoſés ſont à plaindre.

COMBINAISON *de deux Effets connus, pour en produire un troiſième, qui pourra conduire au but qu'on ſe propoſe.*

VOILA, ſelon ce qui eſt de ma connoiſſance, *les trois ſeuls Moyens* qui ayent été propoſés pour ôter l'infection des *Priſons*, des *Hopitaux*, & le reſte. De ces Moyens, j'en combinerai un, qui eſt l'ouverture du haut de la Salle de l'Hopital de Lyon, avec ce que pratiquent les Mineurs du pays de Liége pour airer leurs Houillères; & je penſe, que par cette combinaiſon, je pourrai opérer ſans choc & ſans le danger des coups de vent, du froid & de l'humidité, le renouvellement continuel d'air pur & tempéré, & du Phlogiſton frais dont on a beſoin, pour ôter toute infection; & cela dans toutes les Priſons à la fois, ou dans toutes les Salles hautes & baſſes d'un grand Hopital auſſi à la fois, jour & nuit ſans diſcontinuation; le tout par un Agent très ſimple, toujours prèſent, ſans embaras, & preſque ſans dépenſe.

Fin de la première Partie.

DESCRIPTION

D'un grand Hopital, avec la manière d'en chasser la mauvaise odeur & l'infection, & de procurer en même temps dans toutes les Salles hautes & basses, le renouvellement continuel d'air pur & tempéré qui convient aux Malades.

SECONDE PARTIE.

J'AI dit au commencement de la première Partie de cet Ouvrage, qu'une habitation pour être saine, devoit être en bon air, & scituée de manière, que tout concourre autant qu'il est possible à cette salubrité.

EMPLACEMENT *du nouvel Hopital.*

IL conviendroit que ce fut hors de l'enceinte des grandes Villes : mais il faut nécessairement qu'il soit éloigné des voiries, des égouts publics, des lieux marécageux, des cimetières, des forêts, des fumées de verreries, de forges & autres semblables ; & si l'emplacement est dans la Ville, que ce ſoit loin des rues étroites & sâles.

Cet Emplacement ſera auſſi néceſſairement ſur une Rivière ou gros Ruiſſeau, tant pour faciliter le blanchiſſage du linge, que pour la décharge de toutes les immondiſes de l'Hopital. Sa poſition hors de l'enceinte d'une ville immédiatement au-deſſous en deſcendant la rivière, feroit, que ces immondiſes n'en ſaliroient pas les eaux, qui traverſent ordinairement la ville, & dont elle fait grand uſage.

Si les portes & les fenêtres des Salles de l'Hopital, étoient tournées au levant du ſoleil, cela feroit, que l'air y ſeroit meilleur, plus ſec, & plus ſain ; que les Salles ſeroient à l'abri des grandes chaleurs de l'été, & qu'il n'y régneroit parconſéquent alors qu'un air tempéré ; qu'il ne s'y trouveroit non plus ni punaiſes, ni autre vermine, que la chaleur brulante produit dans les appartements exposés au midi & au ſud-ouëſt.

Quant à l'eau potable, s'il n'y avoit point de fontaines dans l'emplacement qui ſera trouvé convenable, on y ſuppléeroit par des bonnes citernes, ou en y creuſant autant de puits qu'il ſeroit néceſſaire; ou enfin, en faiſant uſage de l'eau de la rivière ou gros ruiſſeaux qui baigneroient l'Hopiral, en la prenant avant qu'elle y arrive ſi elle étoit bonne. Mais pour l'air, il faut qu'il ſoit pur & tempéré : il faut donc auſſi choiſir un emplacement où il ſoit tel.

L'air des lieux forts élevés, eſt trop vif, parce qu'il contient une très-grande quantité de *Phlogiſton*; & cette ſur-abondance qui donne un appetit dévorant aux uns, & tue les autres, fatiguant trop les poumons, donnant trop d'activité au ſang, & faiſant gorger l'eſtomach, deviendroit en peu de temps très-nuiſible, ſur-tout à des Malades ou des Convaleſcents, qui doivent vivre de régime & être fort ménagés. D'ailleurs, l'eau néceſſaire manqueroit dans un tel emplacement.

L'air des lieux bas ou enfoncés, eſt trop épais, parce qu'étant peu agité & ne diſſipant que difficilement les mauvaiſes vapeurs & les exhalaiſons dont il ſe charge aiſément en de tels lieux ; que de plus, ces vapeurs & exhalaiſons abſorbant & gâtant le peu de *Phlogiſton* contenu dans cet air impur & preſque croupiſſant ; ce même air infect ſuffoqueroit les poumons, épaiſſiroit le ſang, & dépraveroit l'eſtomach. D'ailleurs, l'humidité qui ne produit que des fluxions, des engourdissements & des rhumatismes, est inséparable des lieux enfoncés.

Le bon air, l'air tempéré, celui qui n'a ni trop, ni trop peu de *Phlogiston*, celui enfin qui en a une quantité, & de l'aussi pur que l'expérience fera connoître suffisante pour nourrir les poumons, produire assez d'activité au sang, nétoyer l'estomach & donner un appetit modéré, sera celui qui procurera de la santé, & qui conviendra pour l'emplacement dont on fera choix. Ainsi, cet emplacement ne pourra être que dans un lieu peu élevé, mais découvert, & où l'air aura de toutes parts un accès libre, une circulation aisée, & dans l'éloignement de tout ce qui pourroit corrompre son *Phlogiston* ou l'altérer.

La salubrité d'un tel lieu, se connoit facilement par l'Expérience qu'en ont ses habitants, ou ceux du voisinage. Mais pour plus de sûreté, il sera bon d'en faire des Essais qui constatent pleinement cette salubrité.

PLAN *du nouvel Hopital, des Salles où ſont les lits, & où l'on voit auſſi la manière de chauffer ces Salles pendant l'hyver, & d'y procurer en touts temps le renouvellement continuel d'air pur & frais dont elles ont beſoin.*

LA *figure* 1, de la Table ci-jointe, donne ce Plan d'Hopital avec touts ſes détails: AB eſt la ligne qui en marque la longueur, DE la largeur, & C le centre ou la cour qui eſt au milieu. La porte d'entrée eſt A, l'entrée de la cour eſt *ab*: *po* grand veſtibule, *pz* & *oy* ſont deux chauffoirs: *st*, *v&*, & *rq* marquent trois grandes ſalles avec deux rangées de lits ponctués dans chacune: *s*, *m*, *t*, *k*, *r*, *f*, *q* ſont les entrées de ces ſalles.

Il y a une Gallerie qui régne le long des ſalles & qui donne ſur la cour C, elle eſt pour les Convaleſcents qui y vont prendre l'air à couvert: *c l n x* eſt cette gallerie d'un côté, & *d e g h* de l'autre: les eſcailliers *c*, *d*, *x*, *h* ſont pour monter à la gallerie; & de-là on entre dans les ſalles par *f* & *m*, des chauffoirs à cette gallerie par *e* & *l*, & des ſalles par *g* & *n* ſi on veut. L'entrée *ik* eſt pour aller de la cour C dans le fond de l'Hopital *k* F.

La *figure* 2 donne la Coupe de chaque salle tant d'un plein-pié élevé convenablement au-dessus du rez-de chaussée pour le garantir de l'humidité, que d'un étage supérieur à ce plein-pié. Cette Coupe [*fig.* 2], est prise sur la ligne *m*D du Plan [*fig.* 1], qui est égale à la ligne *f*E & la même chose qu'en *k*F [aussi *fig.* 1]. Desorte que, le Plan montrant les trois salles de plein-pié D, E, F, avec leurs rangées de lits ponctués; la Coupe [*fig.* 2] fait voir nonseulement ces mêmes salles en *g* pour le plein-pié, mais aussi les salles élevées en *h*: ce qui fait en tout six grandes salles pour ce corps d'Hopital.

CHAUFFOIRS *pour les Salles.*

DANS les grands froids des hyvers rigoureux, il est bien dur à des Malades, de se trouver dans ces vastes salles d'Hopital, exposés à un air qui glace même ceux qui se portent bien. Pour adoucir cet air trop froid, & le rendre sain aussi en même temps; je pratique deux Chauffoirs à chaque étage de salles, & par leur moyen, on pourra temperer à la fois l'air de toutes ces salles comme on le jugera à propos.

Le Chauffoir *pz* [*fig.* 1], consiste dans la Cheminée *z* & un entonnoir *u* de fer battu

battu d'une épaiſſeur convenable. Cet entonnoir ſera large, d'un & demi à deux piés de diamêtre au moins en dehors *u*, pour y prendre une bonne quantité d'air ; il ſe réduira à un tuiau de ſix pouces de diamêtre avec une forte épaiſſeur, pour paſſer dans un bon feu allumé ſous la cheminée *z*; de cette cheminée, le tuiau ſe courbera un peu pour aller paſſer au milieu de la ſalle, ſelon la ligne ponctuée *st*, & de *t* en F. Ce ſera la même choſe du côté oppoſé *y*, où l'entonnoir *vv* paſſe ſon tuiau dans le feu de la cheminée *y* & de-là par *q* ſelon la direction de la ligne ponctuée *q r* & *r* F.

Pour bien entendre de quelle manière on placera ce tuiau pour ne pas incommoder, voyez la *figure* 5 qui eſt l'élévation de la muraille où ſe trouvent deux tuiaux l'un ſur l'autre, tant pour le plein-pié [en *u fig.* 1] que pour l'étage au-deſſus. L'entonnoir *u*[*fig.* 5] réduit en un tuiau *s r* après avoir traversé le feu du foyer *z* & s'être un peu courbé en *s* [*fig.* 1], s'élève au milieu de la ſalle en *s t*, comme on le voit par la *figure* 5 depuis *r* juſqu'en *g*, où ce tuiau eſt ſoutenu en l'air à une hauteur convenable. On voit auſſi la coupe *g* de ce même tuiau dans la *figure* 2 ſoutenue entre les lits *c* & *d* par le crampon *i*. Ce ſera la même choſe pour l'autre entonnoir *vv* [*fig*. 5] qui réduit en tuiau depuis *n m*, traverſant un bon feu *z*, & s'élevant de *m* en *h*, ſera ſuſpendu au crampon *k* [*fig*. 2] entre les lits *e* & *f* de la ſalle au-deſſus de celle du plein-pié.

Ce que je viens de dire de la ſalle *st* [*fig*. 1] & de celle qui eſt au-deſſus ſelon la coupe [*fig*. 2] priſe ſur la ligne *m* D [*fig*. 1], doit être entendu des ſalles E & F & de celles du deſſus auſſi ſelon la coupe [*fig*.2] priſe ſur les lignes *f* E & *k* F [*fig*. 1], faiſant en tout ſix ſalles.

MANIE'RE *de chauffer ou procurer dans ces Salles, un air doux & bien tempéré pendant l'hyver.*

SELON l'emplacement des Chauffoirs *z* & *y* [*fig*. 1], la diſpoſition des tuiaux en *g* & *h* [*fig*. 2] & leur élévation dans le milieu des ſalles auſſi en *g* & *h* [*fig*. 2 & 5] ; on conçoit, qu'il n'y aura rien de plus aiſé, que d'y adoucir & temperer l'air comme on le jugera à propos.

Qu'on faſſe un bon feu ſous la cheminée & dans le foyer *z* [*fig*. 1] ; ce feu échauffera le tuiau qui le traverſe, & l'air de dehors ſe précipitera par l'entonnoir *u* dans ce tuiau : il s'y échauffera subitement en *z*, s'élevera de *z* par *r* en *g* [*fig.* 5], il se portera ensuite par *g* [*fig.* 2] selon les lignes ponctuées *s t*, *t k* [*fig.* 1] le long du milieu des salles D & F jusqu'en *k*.

Si on fait un bon feu dans le foyer *y* [*fig.* 1], l'air extérieur se précipitera de même par l'entonnoir *vv* dans le tuiau *y*; il s'y échauffera subitement, & s'élevera ensuite pour se porter selon les lignes ponctuées *q r*, *r k* le long du milieu des salles E & F jusqu'en *k*.

Par ce moyen simple, on échauffera selon le besoin, les trois salles basses D, E, F [*fig.* 1]; & par un moyen semblable, on échauffera aussi les trois salles élevées *h* [*fig.* 2 & 5]. On tempérera la chaleur, 1° en modérant le feu des foyers *z* & *y* [*fig.* 1 & 5] : 2° en mettant des valvules ou soupapes dans les tuiaux en *s* & *q* [*fig.* 1] qui les fermeront & les ouvriront selon qu'il conviendra d'y laisser passer de l'air échauffé : 3° en joignant les tuiaux en *k* pour n'en faire qu'un seul, ou en leur donnant une issue hors des salles.

L'air qui viendra de dehors par *u* & *vv* [*fig.* 1] sera assurément bien pur; d'ailleurs, il ne pénétrera pas dans les Salles quoiqu'il y porte cette douce chaleur qui manque à touts les grands & anciens Hopitaux.

EXPE'RIENCE *sur laquelle on fonde la Méthode qui vient d'être proposée pour adoucir l'air des Salles.*

AYEZ un tuiau de cuivre ou de fer *abhc* [*fig.* 10], & mettez des charbons ardents ſur ce tuiau en *d*; un moment après vous ſentirez la partie *bh* qui s'échauffera; vous verrez enſuite la flamme d'une chandelle placée en *e*, au lieu de monter de *e* en *f* ſa direction naturelle, elle ſera ſoufflée fortement ſelon la direction horizontale *cg*.

Mettez la main devant l'ouverture ſupérieure du tuiau en *c*; vous ſentirez un ſouffle fort & chaud qui vient du bas du tuiau *ab*, & qui ſe porteroit beaucoup plus loin qu'en *c*, ſi le tuiau étoit continué au-delà de cette ouverture.

On voit ici, que les charbons ardents *d*, ayant échauffé la partie inférieure *ab* du tuiau, l'air qui y étoit contenu s'eſt dilaté par la chaleur, & s'eſt élevé de *b* en *h* pour s'échapper par l'ouverture *c*. L'air du tuiau entre *a* & *b* n'a pu s'élever en *h* & ſortir par *c*, ſans être d'abord remplacé par un air extérieur qui entre continuellement par l'ouverture *a*: cet air extérieur s'échauffe subitement en se précipitant entre *a* & *b*; & il ne cessera d'y passer rapidement, s'élever en *b*, & de souffler par l'ouverture *c*, que lorsqu'il n'y aura plus de feu & de chaleur entre *a* & *b*

Le souffle qui s'échappe par *c* étant l'air qui s'est échauffé subitement en passant dans le tuiau; si ce tuiau étoit continué en une longueur de quelques centaines de piés, il s'échaufferoit dans toute cette longueur: il échaufferoit en même temps par son contact, l'air de toute la salle où il passeroit, & de-là les Malades qui seroient dans cette salle.

MANIE'RE *simple de renouveller continuellement, l'air dans toutes les Salles hautes & basses d'un grand Hopital, d'en expulser celui qui y croupit & par-là la mauvaise odeur & l'infection, & de rendre ces Salles saines & habitables.*

POUR rendre sensible le Moyen que je va proposer, il sera bon de l'établir sur une première Expérience qui paroit assez analogue, jusqu'à ce que je fasse voir par une seconde Expérience qui me paroit sans réplique, que ce moyen ne peut manquer de produire l'effet salutaire que j'en attends.

EXPE'RIENCE *préparatoire.*

AYEZ le Vaiſſeau de cuivre ou de fer *d* [*fig.* 11], avec ſon tuiau courbé *i e*. Faites paſſer ce tuiau dans le trou d'une lame de fer horizontale *a b*. Mettez des charbons ardents *c* ſur cette plaque *a b* tout autour du tuiau. Ces charbons commenceront par échauffer la partie ſupérieure du tuiau ; la chaleur dilatera l'air qui y eſt contenu ; il s'échappera enſuite par l'ouverture *e*, & celui de la Cloche *d* le ſuivra. Le ſouffle de cet air échauffé détournera la flamme de la chandelle *f* de ſa direction naturelle qui eſt de s'élever de *f* en *g*, pour la jetter horizontalement ſelon la direction forcée *e h*.

Tant qu'il y aura du feu ou de la chaleur en *c*, l'air de la cloche ou vaiſſeau *d* montera & ſuivra celui du tuiau pour remplacer ce qui en ſort. Cet air de la cloche en s'élevant rapidement, s'échauffe avec une viteſſe incroyable en paſſant entre les charbons *c* ; il monte en *i*, s'échappe & ſouffle continuellement par *e*. L'air de la cloche *d* paſſe ainſi entièrement & en un inſtant dans le tuiau & s'échappe par *e* ; ce qui fait que cette cloche ſe remplit auſſi continuellement d'un air nouveau.

APPLICATION *de cette première Expérience, pour renouveller l'air d'une ou plusieurs Salles de Malades.*

QUE la Cloche *d* soit un petit ou un grand Vaisseau, une Chambre, ou une Salle d'Hopital ; l'application continuelle d'un petit feu en *c*, y procurera un renouvellement aussi continuel d'air qui sera pur & sain, si le Vaisseau, la Chambre, ou la Salle, se trouvent dans un emplacement où l'air ait cette pureté. Si le renouvellement y est continuel, il n'y aura plus de mauvaise odeur ni d'infection, & la contagion se dissipera d'elle-même.

En faisant sous la cheminée *qz* [*fig.* 2] un petit feu dans le foyer *x* fermé par une petite porte de fer *y*; le feu dilatera l'air de ce foyer *xu* & celui de tout l'intérieur *uz* du tuiau de la cheminée : cet air dilaté, par son expansion s'échappera par l'ouverture *z*. Il ne peut le faire, sans que l'air contenu dans le petit tuiau ou canal vertical *us*, le suive en s'élevant & en s'échauffant dans son passage en *u*. L'air du tuiau ou canal *rs* suivra aussi, en remplaçant celui qui s'est échappé du tuiau *su* pour s'élever en *z* & en sortir. Ce canal ou tuiau fermé *rs* & *su*, ne pouvant reſter vuide d'air, celui de la Salle *a g i* y montera en s'y précipitant; & il ne ceſſera de s'elever, de s'échapper par *r s*, *s n*, & *u z* hors de la cheminée, que lorſqu'il n'y aura plus de feu ou de chaleur dans le foyer *x* pour l'attirer.

La Salle *a g i* [*fig.* 2], ſe vuidera donc de tout l'air qu'elle contenoit: elle ſe remplira auſſi néceſſairement, & en même temps, d'un nouvel air qui y viendra par les portes, ou par les fenêtres: ce changement continuel, inſenſible à ceux qui ſont dans la Salle, dura donc enfin autant que le feu *x* ſubſiſtera.

L'air de la Salle haute *b h k* s'élevera de même & encore plus facilement, en ſe précipitant auſſi en même temps dans l'ouverture *t*, qui le portera par le tuiau ou canal *t v* en s'élevant dans la cheminée *u z*, & de là hors de l'ouverture *z*; le tout, par le moyen du ſeul feu *x*, qui eſt l'Agent le plus ſimple qu'on puiſſe imaginer.

Pour que l'air qui s'éleve dans le haut des Salles par l'action du feu *x* [*fig.* 2], puiſſe parvenir aiſément aux ouvertures *r* & *t*; on inclinera les planchers du haut de ces ſalles, comme il eſt marqué par *l i* & *m r* dans le plein-pié, & par *n k* & *o t* dans la ſalle élevée. Par ce moyen, l'air ne trouvera rien qui l'empêche de ſe précipiter dans ces deux ouvertures.

Et comme chaque ſalle n'aura qu'une de ces ouvertures dans ſon milieu ; la *figure* 3 montre cette ouverture en *r*, avec les quatre pans obliques *l*, *s*, *m*, *t* du plancher angulaire ſupérieur qui convient entre les quatre murailles qui forment la longueur & la largeur de la Salle.

Pour le foyer *x* [*fig.* 2], il ſera bâti en briques ſur leſquelles il y aura une bonne plaque de fer : du côté du tuiau ou canal *v u* auſſi une forte plaque de fer *u* pour s'échauffer aiſément & attirer plus puiſſamment l'air du tuiau *us*: cette plaque ſous *u* ſera encaſtrée de part & d'autre dans la muraille, de manière qu'elle ne puiſſe être ébranlée par l'action du feu *x*. La petite porte *y* du foyer ſera encore de fer pour éviter les accidents : en ouvrant cette porte, elle permettra de faire & d'entretenir le feu *x*; & en la fermant, elle détournera la chaleur du feu & l'air des ſalles qui ſe porteront de *x* en *z*. L'eſpace *vv y* eſt un endroit fermé à l'uſage du Conducteur du feu, à côté duquel il y aura le bois néceſſaire.

Les canaux ou tuiaux *u s*, *s r* & *t v*, ſeront quarrés de 12 à 14 pouces de largeur en touts ſens, pour pouvoir être nettoyés dans le beſoin, par un Ramonneur qui y paſſera aisément d'un bout à l'autre. On les conſtruira d'une bonne maçonnerie faite en briques pour celui *s v u* dans l'épaiſſeur du mur 2, 4; & pour les deux autres *r s* & *t v*, ſeulement en plâtre, paſſant à côté des poutres 1, 2 & 3, 4 ſous les planchers *b*, *b*.

Le Grenier *p q* ſervira à étendre & ſeicher le linge, & à touts les autres uſages de l'Hopital: *b b* ſont deux planchers; *a* ſeroit mieux d'être auſſi planchée, que de reſter comme ſont les pavés ordinaires des pleins-piés, qui ne donnent que du froid & de l'humidité.

La Cheminée *z*, dont la Deſcription ſe trouve dans mon Traité de nouvelle conſtruction de Cheminées déja cité ci-deſſus, garantira de la fumée que les vents, le ſoleil & la pluie font rabattre preſque dans touts les endroits où l'on fait du feu.

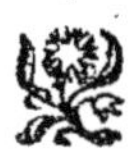

SECONDE APPLICATION *de la première Expérience, pour le renouvellement continuel d'air dans toutes les Salles à la fois, par le moyen d'un ſeul petit Feu, entretenu dans le Grenier du nouvel Hopital.*

J'AI déja dit que la Coupe perpendiculaire ou Elévation géométrale [*fig.* 2], étoit priſe ſur la ligne *m* D [*fig.* 1], qu'elle étoit auſſi pour *f* E & *k* F, qui ſont les trois ſalles du plein-pié, ſur leſquelles il y en aura encore trois autres comme *b h i* [*fig.* 2], faiſant en tout un Hopital de ſix grandes ſalles.

Qu'on ſuppoſe prèſentement que les lignes *m* D, *f* E, & *k* F [*fig.* 1] ſont chacune celles du milieu d'un Plan ou Coupe horizontale du plancher ſupérieur *l r m*, répondant au point *s* entre 1, 2 [*fig.* 2]; alors, l'Elévation *a g i* [*fig.* 2) ſera celle de la ſalle D (*fig.* 1), d'une ſemblable E, & d'une troiſiéme F. Le bas *s* du canal *s u* (*fig.* 2) ſera vû par la coupe D (*fig.* 1), le bas d'un ſemblable par E, & d'un troiſième par F. Ces trois tuiaux ou canaux D, E, F, monteront comme *s v* (*fig.* 2) devant ou dedans l'épaiſſeur de leurs murs, juſqu'à ce qu'ils ſoient parvenus au niveau du plancher *n t o* de la ſalle élevée, entre 3, 4 (*fig.* 2).

Chacun de ces canaux ainsi élevés jusque vis-à-vis du chiffre 4 (*fig.* 2), débouchera en D, E, F (*fig* 4) qui est le Plan répondant au haut des planchers des salles supérieures entre les chiffres 3, 4 (*fig.* 2). Alors les canaux se porteront horizontalement de D & *e* jusqu'en *g* (*fig.* 4) d'un côté, & de E & *f* jusqu'en *i* de l'autre, pour se réunir en B derrière le foyer *h g*, qui est le même que celui *x* (*fig.* 2). Etant là réunis, c'est-à dire en *u*, l'air qui s'élevera des six salles, passera par *u* & montera dans la cheminée *u z* pour s'échapper par *z*.

Par ce Moyen, tout simple qu'il est, un seul feu entretenu légèrement en *x*, tirera à lui l'air croupissant de toutes les salles hautes & basses d'un grand Hopital, & y procurrera en même temps, par-tout, le renouvellement continuel, seul capable de donner de la santé & la conserver.

DESCRIPTION *d'une Fosse-à-Houille, & Expérience journallière qui dure depuis six siècles dans le pays de Liège, laquelle Expérience parfaitement analogue prouve pleinement, que le moyen de renouvellement qui vient d'être proposé, produira son effet.*

VOYEZ la *figure* 9; elle donne la Coupe perpendiculaire de cette *Fosse-à-Houille* ou

Charbon de terre. AB est le haut de la terre sur le penchant d'une montagne : *es* la fosse ou le puits qui descend dans le souterrein pour aller chercher le charbon : *a* & *b*, *c* & *d* sont deux veines de houille exploitées en partie à 8 ou 900 piés de profondeur sous le haut de la terre AB : *nf*, *fn* & *lg*, *gl* marquent quatre grandes longueurs de veines, qui sont exploitées de 150 à 200 toises de distance de part & d'autre de *g* & *f*, & leurs vuides sous la roche *q* & *m* remplis de pierres qu'on détache au-dessus des veines en mettant ces veines en piéces : *f* & *g* sont les chargeoirs de la houille qu'on détache en *l* & *n* pour la tirer de *f* & *g* par *e* au haut de la terre A : *o*, *o* & *i*, *i* sont des portes pour laisser entrer l'air qui descend par *e*, *g* & *f* jusqu'en *l* & *n* : *s* est la fosse qui saigne le souterrein, & d'où l'on éleve les eaux par *e*, lorsqu'il n'y a pas de conduites sous terre pour les jetter dans quelque vallée eloignée, & plus enfoncée que la fosse *s*.

Voilà un Souterrein de 8 à 900 piés de profondeur & souvent d'avantage, sur 3 à 400 toises de longueur dans les tranchées *ll* & *nn* chacune de 35 piés de largeur *oq* & *im*. Les Ouvriers qui détachent la houille en *n*, *n*, *l*, *l*; ceux qui la conduiſent de *n* en *f* & de *l* en *g*; ceux qui la chargent en *f* ou *g*; ceux qui deſcendent de *e* en *f*, & ceux qui remontent en *e*; touts ces Ouvriers ont beſoin d'un air pur, d'un air ſain à reſpirer dans l'humidité d'un ſouterrein ſi profond, d'un air enfin en mouvement pour diſſiper cette humidité, chaſſer les exhalaiſons du ſouterrein, & emporter l'odeur des lumières qui en donnent une bithumineuſe à la houille. Sans cela, on n'y pourroit pénétrer, y vivre un quart d'heure, y porter aucune lumière, encore moins y travailler. Cependant, on y va, on y travaille, la chandelle y brule comme ailleurs, on s'y porte auſſi bien, en y reſreſpirant un air auſſi frais que dans la pleine campagne; & voici comment.

On pratique le petit canal *nq* (*fig.* 9) horizontal juſqu'en *q*; il s'élève de *q* perpendiculairement juſqu'en *h*; on le détourne de *h* en *k* pour ne pas gêner l'ouverture *e* par où on tire la houille & l'eau de la foſſe. En *k*, on conſtruit un foyer dont la porte eſt *u*, & par le moyen d'une chaine, on ſuſpend au milieu du foyer *k* un feu de houille allumé dans un chaudron de fer de fonte. Au deſſus de ce foyer, eſt la cheminée *u v* qu'on élève autant qu'il eſt néceſſaire pour bien tirer. Si un feu ne ſuffit pas, on en ſuſpend un ſecond, & quelques fois un troiſième pour les ſpatieux ſouterreins, les très grandes profondeurs, & l'abondance d'humidité & d'exhalaiſons.

La porte *u* étant fermée, & le feu allumé en *k*, il échauffe & dilate ſubitement l'air qui eſt autour de lui, lequel s'élève & s'échappe par le haut de la cheminée *v*. L'air qui ſe trouve dans le canal *h k* ſous le feu, y monte pour remplacer celui qui s'eſt élevé par l'action de ce feu : il s'y échauffe ſubitement & s'échappe encore par le haut de la cheminée *v*. L'air tant du canal vertical *h q*, que des canaux horizontaux *q n* & *n f* s'éléve auſſi, paſſe par le feu *k* & s'en va par *v*. Alors, pour remplacer celui qui s'eſt élevé de *f n* & *n q* par *q h* & juſque dans le feu *k* pour ſortir en *v*; l'air du haut de la terre A B ſe précipite par *e* dans la foſſe *e f*, ſuit le chemin *f n*, de *n* il paſſe par *q*, *h*, & *k*, & s'échappe en *v*. Cette circulation eſt continuelle, & dure auſſi long-temps qu'il y a du feu & de la chaleur en *k*.

L'Air du haut de la tere A B (*fig.* 9) ſe précipitant par *e* juſqu'en *f*, il paſſe en *n* du côté *a*, de-là par le canal *nq* il s'élève dans le feu *k* & fort par *v*. Le même air, se précipitant par *e* jusqu'en *g*, se divise en allant vers *c* & *d*, il retourne de part & d'autre de *l* en *m*, & monte dans le feu *k* qui le chasse par *v*. Cette seconde circulation, aussi continuelle, durera encore en même temps que la première, tant qu'il y aura du feu & de la chaleur en *k*. Quand il n'y a point d'ouvriers en *n* du côté *a*, on ferme la porte *o* pour empêcher que l'air n'y aille, & ainsi des autres côtés ; cela augmente la circulation ailleurs.

Voila l'Expédient, que les Houilleurs-Liègois ont trouvé pour donner de l'air à leurs profondes & spatieuses Houillières, où des 80 à 100 Ouvriers travaillent à la fois, à mille piés sous terre, dans un air frais, aussi bien renouvellé & continuellement que dans la pleine campagne.

CONFORMITE' *de cette Expérience constamment faite depuis six siecles, avec celle de même nature qui est à faire dans le nouvel Hopital.*

SI une centaine d'Ouvriers, répandus dans les souterreins de la Fosse-à-Houille (*fig.* 9), respirent un air pur & sain à 8 ou 900, ou même mille piés de profondeur,

deur, & éloignés de *l* en *g* & de *n* en *f* de 150 à 200 toises : si cette foule d'Ouvriers ainsi dispersés sous une montagne, soutenue par de simples mais larges pilliers de houille qu'ils laissent de 35 en 35 piés de distance, & par des pierres détachées en *q* & *m* au-dessus des Veines *a b*, *c d*, & qu'on arrange ensuite en *n f*, *f n* & *l g*, *g l* sous la roche ; si, dis-je, ces gens dispersés reçoivent le bon air du haut de la terre AB : s'il descend dans ces souterreins, & si par sa circulation continuelle, il en ôte l'humidité, en chasse les vapeurs & les exhalaisons qui assoupissent subitement & donnent ensuite la mort : si cette circulation continuelle emporte aussi l'infection causée par le croupissement de l'eau souterreine & de l'air mêlés avec le charbon ; infection qui fait que cette eau & cet air stagnants, prennent feu & s'allument l'un & l'autre à la chandelle, brulent & sacagent avec une explosion semblable à celle de la poudre à canon : si enfin cette circulation, opérée par un moyen si simple & si sûr, procure à ces souterreins une salubrité d'air égale à celle de la plaine campagne : ne procurera-t-elle pas encore plus aisement, le même effet salutaire, dans toutes les salles hautes & basses de l'Hopital dont j'ai donné le Plan, avec l'application du Moyen qui produit cet heureux effet dans les Houillières?

Le feu du foyer *k* (*fig.* 9) attire l'air des ſpatieux & profonds ſouterreins *l g l* & *n f n*, avec celui de la foſſe *e f*, des canaux *n q h*, & chaſſe tout cet air croupiſſant par la cheminée *k v*: Voila un fait bien conſtaté. L'air du haut de la terre AB, deſcend dans la foſſe *e g f*, circule dans touts les ſouterreins, & remonte enſuite pour s'échapper par *v*: cette circulation eſt continuelle & dure auſſi long-temps qu'il y a de feu & de la chaleur en *k*: autre fait auſſi bien conſtaté que le premier. La circulation inſenſible, douce & permanente, purge les ſouterreins, les rend ſains & habitables, enſorte, que dès l'enfance, des Ouvriers qui y ſont touts les jours, vivent 80 ans & aude-là: dernier fait encore connu de tout le monde à Liège & ailleurs.

Prèſentement, le feu du foyer *x* (*fig.* 2) attirera de même l'air des ſalles *a g i* & *b h k*, avec celui des canaux ou tuiaux *r s u* & *r v*, & chaſſera tout cet air croupiſſant par la cheminée *u z*: voila qui eſt parfaitement ſemblable à ce qui a lieu dans la Houillière, & à l'Expérience faite ſur la cloche *d* (*fig.* 11). L'air extérieur, entrera par les portes ou par les fenêtres, dans toutes les ſalles de l'Hopital, il y circulera, & ſe précipitera enſuite dans les canaux *r s*, *t v* qui le porteront par *s* & *v* dans le feu, pour s'échapper par *z* : cette circulation ſera continuelle & durera auſſi long-temps qu'il y aura du feu & de la chaleur en *x* : voila qui eſt encore parfaitement analogue à ce qui ſe fait dans la Houillière, & à l'Expérience de la cloche. Cette même circulation inſenſible, douce & permanente, ôtera le croupiſſement : elle élevera les exhalaiſons fétides qui ſortent continuellement du corps des malades, & les portera vers le haut des ſalles pour aller ſortir par la cheminée *z* : elle diſſipera parconſéquent la mauvaiſe odeur, & emportera toute l'infection : elle donnera en même temps, dans toutes les ſalles, une abondance continuelle d'air frais & pur : cela rendra donc l'Hopital au moins auſſi ſain, & auſſi habitable, que le ſont les ſouterreins des Houilleurs du pays de Liège, qui y jouiſſent de la ſanté la plus vigoureuſe.

DIFE'RENCE *entre les Moyens proposés pour renouveller l'air des Hopitaux, & celui que je donne dans cet Ouvrage.*

LA purification d'air proposée par le Chirurgien, en soufflant dans les salles des Malades, une certaine *Liqueur acide & aromatique* dont il fait mystère, restera un mystère. Je remarquerai seulement, qu'il faudroit une bonne provision de liqueur, pour en souffler journellement & continuellement, pendant quelques années, dans les six grandes salles de mon Hopital; que ces salles remplies des vapeurs de la liqueur, manqueroient toujours du puissant renouvellement d'air frais & pur qui leur est absolument nécessaire; & que le mêlange de ces vapeurs avec les odeurs fétides & les exhalaisons putrides qui renaissent d'instant à autre dans l'Hopital, au-lieu d'y procurer de la santé, en augmenteroient l'infection par le défaut d'une circulation suffisante.

LE *Ventilateur*, ou Soufflet de M. *Hales*, procure le renouvellement d'air frais dont on a besoin dans les salles de Malades. La chose est bonne, & l'idée est digne du Grand-Homme qui l'a proposée. On remarquera cependant, que les soufflets qui porteront de l'air frais dans les salles, devant agir continuellement, ont besoin d'un Agent aussi continuel. Un Moulin-à vent placé sur le toit de l'Hopital, donnera de l'action aux soufflets, tantôt peu, & tantôt beaucoup; mis si le vent tombe, il cessera de faire aller & le Moulin & les soufflets, le plus souvent dans les grandes chaleurs de l'été, qui est le temps où il y a le plus d'exhalaisons à chasser hors des salles, & conséquemment celui où l'on a le plus besoin du renouvellement d'air pour rafraichir ces salles.

Il est vrai que dans ce cas, on a recours aux bras des hommes, ou l'on se sert d'un ou plusieurs chevaux pour faire jouer les soufflets. Alors, c'est de l'embaras & de la dépense; qui ne seroint cependant rien, s'il n'en résultoit plusieurs inconvénients.

Je répete, que le vent d'un ou plusieurs soufflets, jetté & soufflant continuellement avec une force concentrée soit directement, soit par réfléxion, sur des Prisonniers, des Malades dans un hopital, ou des Matelots dans leurs vaisseaux; que ce vent des soufflets chassera réellement l'air croupissant & infect, & en introduira du nouveau qui sera pur : mais c'est la force & le choc de ce vent, & le danger qu'il y a d'y expoſer des malades, auſſi bien que des perſonnes ſaines, que j'ai cherché à éviter; en cherchant auſſi un autre moyen, de renouveller continuellement l'air qui les environne tant dans les ſalles d'hopitaux, que dans les priſons & les vaiſſeaux, ſans qu'il en réſulte le moindre choc ou effet dangereux tant du froid que de l'humidité.

La Salle d'Hopital de Lyon faite en dôme, où il y a dans le haut, une ouverture, par laquelle l'air de la ſalle & les exhalaiſons des malades, s'élèvent & s'échappent au-deſſus du toit, eſt le ſeul Moyen de renouvellement d'air propoſé, où il n'y a aucun danger à craindre. Mais ce Moyen tel qu'il eſt, ne produit qu'un Effet aſſez foible; parce qu'il n'y a que l'unique chaleur de l'Atmoſpère des malades, qui puiſſe dilater l'air, & le faire élever par la diminution de ſa denſité, en emportant auſſi foiblement les exhalaiſons des ſalles. Ces exhalaiſons tuent, cependant & ſur le champ, un oiſeau préſenté à l'ouverture par où elles s'échappent ſur le toit, & ſuffoquent un homme en pleine ſanté.

On voit donc, qu'en augmentant la

cause, par l'application du *puissant Moyen* que pratiquent les Houilleurs du pays de Liège pour airer leurs profonds & spatieux souterreins, avec le *Moyen foible* pratiqué à Lyon pour airer une salle de son Hopital; il résultera de cette combinaison de deux Expériences connues & parfaitement analogues, un *troisième Moyen* qui sera *sûr*, produira *un puissant Effet*, & sera *facile à mettre en usage*

Il n'aura ni l'embaras des soufflets, ni la dépense qu'ils occasionnent, ni leur inaction dans le temps où ils sont les plus nécessaires. Il n'y aura non plus, rien à craindre des coups de vent, du froid qu'ils causent, & de l'humidité qu'ils apportent sur ceux qui y demeurent exposés.

Ce troisième Moyen de combinaison ou d'application, opérera dans toutes les Salles, à la fois, une circulation insensible, un renouvellement d'air continuel & doux, qui donnera de la fraicheur en Eté, & qui pendant l'Hyver, y sera tempéré par les Chauffoirs *u vv* (*fig.* 1 & 5). Ce renouvellement insensible & continuel, emportera aussi continuellement la mauvaise odeur & l'infection des salles, où il n'y aura plus de croupissement. Il y refournira aussi continuellement avec l'air pur & frais, le *Phlogiston* absolument nécessaire à la conservation des poumons, de la santé & de la vie.

Tout cela aura lieu en même temps, dans toutes les Salles hautes & basses, jour & nuit, & sans discontinuation, puisqu'il n'y aura qu'à entretenir un petit Feu en *x* (*fig.* 2). Ce feu sera un Agent bien simple, qui sera toujours présent. Il ne causera point d'embaras, & ne fera qu'une très-chétive dépense.

Il est inutile d'avertir que ce feu *x* sera augmenté ou diminué selon le besoin, & les saisons qui demandent une circulation plus ou mois considérable; la chose se dit d'elle-même.

Fin de la seconde Partie.

PREMIÉRE APPLICATION

Du Moyen de renouvellement d'air proposé, aussi bien pour les anciens Hopitaux de quelque manière qu'ils soient disposés, que pour le nouvel Hopital qui a été donné pour Exemple.

TROISE'ME PARTIE.

La première chose que l'on doit considérer dans un Hopital déja bâti dans l'intérieur d'une ville, c'est son Emplacement. S'il se trouve en bon air, assez découvert, & éloigné des rues étroites & sâles qui sont toujours infectes, ce ne sera que mieux.

Mais si l'Emplacement étoit environné de ces rues mal saines, ou autrement, & l'Hopital privé d'une circulation suffisante de bon air; voici comme on commencera pour y remédier.

On choisira la partie du toit la plus élevée de l'Hopital, du côté du levant du soleil, où l'air soit toujours libre, & où il eſt auſſi toujours le plus pur, le plus tempéré & le plus ſain. On y conſtruira un Entonnoir de bois, â-peu-près comme *u* ou *vv*(*fig.* 1) de deux à trois piés de largeur en touts ſens pour recevoir un bon volume d'air : de cette embouchure ſupérieure, on fera deſcendre comme *us*(*fig.*2) un tuiau ou canal vertical quarré de 12 à 14 pouces de largeur en dedans, auſſi de bois, l'un & l'autre garnis par dehors avec du plâtre, pour empêcher autant qu'il le faut, l'air d'en ſortir : *le bas de ce tuiau ou canal vertical, ſe diviſera en autant d'autres canaux qu'il y aura de ſalles, pour leur porter l'air qui viendra de l'Entonnoir du haut du toit :* cet Entonnoir ſera ſurmonté d'un petit toit, élevé d'un pié audeſſus, & qui le débordera au moins de 18 pouces, pour empêcher la pluie non-ſeulement d'y tomber, mais encore d'y être portée par les vents.

On fera des ouvertures comme *r* & *t* (*fig.*2), au milieu du haut de toutes les Salles, ainſi qu'il a été dit pour celles *agi*, *bhk*(*fig.* 2), D, E, F, (*fig.*1) ; & ces ouvertures porteront l'air des ſalles de bas en haut, par des canaux pratiqués comme ceux *rs*, *tv*, & *su* dans un foyer ſemblable à *x* (*fig.* 2) : ce foyer *x* ſera ſurmonté d'une cheminée comme *uz*, qui ſera élevée en *z* au moins de ſix piés plus que le haut de l'Entonnoir par lequel l'air deſcendera du toit dans les Salles : cette ſupériorité *z* formera la grande branche d'un ſiphon qui tirera mieux.

Ceci ſera encore parfaitement analogue à l'Expérience journallière de la foſſe-à-houille (*fig.* 9), & à la manière d'airer cette foſſe avec touts ſes ſouterreins. Le renouvellement continuel aura lieu ſelon cette méthode, comme dans la foſſe-à-houille, & dans l'hopital (*fig.* 1 & 2). Il n'y aura pour produire ſurement & avec facilité ce renouvellement par-tout, qu'une petite correction ou opération à faire au plancher ſupérieur de chaque ſalle, ſoit qu'on y faſſe deſcendre de l'air du haut du toit, ou qu'on ſe contente de celui qui entrera par les portes ou par les fenêtres dans les ſalles de cet ancien hopital.

Que *ac db* (*fig.6*) ſoit le plancher ſupérieur d'une de ces ſalles, par exemple tel que celui de deſſous la poutre 1, 2 (*fig.* 2), au lieu d'être incliné comme *lr*, *r m* pour faciliter l'échappement de l'air vers & dedans l'ouverture *r*; le plancher ici (*fig.6*) qui eſt ancien & bon, & qu'on veut conſerver, reſtera plat. Il paroit dans toute ſon étendue par cette figure 6 : *ac* & *bd* ſont les deux murailles de longueur, *ab* & *cd* les murailles de largeur : *ef*, *gh* ſont les poutres qui ſupportent le plancher ; & *i*, *i*, *i* des petits trous quarrés dans les poutres pour paſſer l'air du haut de la ſalle, ſous le plancher, & qui y ſeroit retenu, ou du moins qui ſans cela, ſeroit empêché par les poutres de couler librement d'un bout à l'autre pour chercher l'ouverture *r* du milieu, & s'échapper enſuite en montant dans le tuiau qui répondera à cette ouverture.

Les trous quarrés *i*, *i*, *i* (*fig.* 6), ſeront de quatre pouces de largeur, & autant de profondeur râſant le plancher : ou bien on les fera ronds comme en *i*, *i* dans la poutre *ef* [*fig.* 8] : ou enfin ſous une autre ſorte de plancher, on les fera comme *i*, *i*, *i* [*fig.* 7], en bouchant les intervalles entre les ſoliveaux qui repoſent ſur la poutre *ef*. Dans ce dernier cas, les trous *i*, *i*, *i* n'affoibliront pas les poutres ; & dans les deux premiers, l'affoibliſſement ſera inſenſible.

Par cette légère correction ou opération, on pourra renouveller auſſi aisément l'air de toutes les ſalles des anciens hopitaux, que de celui que j'ai donné pour Exemple d'un hopital plus commode lorſqu'il eſt néceſſaire d'en bâtir un nouveau.

Fin de la troiſième Partie.

SECONDE APPLICATION

Du Moyen de renouvellement d'air, pour le faire circuler, &, pendant les grandes chaleurs de l'Eté, rafraichir les Eglises, les Appartements des Princes & des riches particuliers, les Salles d'Audiance & de Spectacles, les Maisons Religieuses & touts les Lieux d'Assemblée, les Magazins, Manufactures, &c.

QUATRIE'ME PARTIE.

Les Eglises ne faisant qu'une seule pièce, longue, large, & ayant une grande élévation, il sera aisé de leur procurer du rafraichissement, par une circulation d'air artificielle, toutes les fois qu'il sera nécessaire.

Il faudra construire au-dessus & le long de la clef de la voûte d'une Eglise, un canal léger de bois de sapin, quarré, & ayant 15 pouces de largeur en touts sens: on percera la voûte en cinq ou six endroits, par des trous au moins d'un pié de diamêtre, & ces trous répondront au canal pour lui porter l'air de l'Egliſe: les trous ſeront maſqués de niveau à la voûte, par une gaze ou toile blanche & claire qui en ôtera la vue, ſans empêcher l'air d'y entrer & paſſer de-là dans le canal: ce canal ſera enduit de plâtre, par dehors, dans toute ſa longueur pour empêcher l'air d'en ſortir: il ſera fermé à un bout, & par l'autre il ira aboutir à un foyer comme *x* [*fig.* 2] & bâti de-même, avec une ſemblable cheminée *u z* qui attirera l'air chaud de l'Egliſe & le chaſſera en-dehors ſur le toit.

Ce foyer ſera bâti ſolidement à un des bouts & ſur la voûte de l'Egliſe, & ſa cheminée demême, de manière cependant, qu'elle ne faſſe pas un mauvais effet ou coup d'œil diſgratieux en ſortant ſur le toit.

L'air échauffé qui montera de l'Egliſe, par les trous pratiqués à la voûte, dans le canal qui ſera audeſſus, & de-là dans le foyer qui le chaſſera dehors; produira dans l'Egliſe une circulation, un renouvellement continuel d'air frais, qui y entrera doucement par les portes & les fenêtres, ſans y cauſer aucun mauvais effet: la choſe eſt ſuffiſamment prouvée par toutes les Expériences rapportées ci dessus.

On ne dit pas, que pour faire du feu, il faudra avoir une issue pour aller sur la voûte : parce qu'il n'y a pas de voûte qui n'ait cette issue, tant pour le Maçon que pour le Charpentier, qui sont chargés de l'entretien de la voûte & du toit.

Les Salles d'Audience pour les Parlements, Chambres des Comptes, Cours des Aides, & autres Tribunaux, de même que les salles de Spectacles, sont des vaisseaux dont le renouvellement d'air se fera de la même manière, & par une construction semblable à celle que je viens de donner pour une Eglise.

Et comme ces salles d'Audiance, sont toujours accompagnées d'une autre salle ou chambre de Conseil; il faudra faire une ouverture au milieu du plat-fond de cette dernière salle comme *r* [*fig.* 2], & un conduit comme *rs*, qui portera l'air de la salle du Conseil, dans le foyer qui attirera celui de la salle d'Audiance, & qui procurera en même temps, ou séparément, le rafraichissement nécessaire dans la salle qu'on voudra, en fermant l'un ou l'autre de leurs canaux avec une simple valvule ou soupape.

Les

Les Appartements des Princes & des riches Particuliers, feront rafraichis par un air frais qui y circulera pendant les grandes chaleurs de l'Eté, & cela avec la même facilité que dans les falles D, E, F (*fig.* 1) *a g i* & *b h k* (*fig.* 2). Il faudra fimplement faire au milieu du plat-fond de chaque pièce, une ouverture comme *r* (*fig* 2) mafquée de gaze blanche pour la fouftraire à la vuë : cette ouverture *r* portera l'air chaud de chaque pièce d'Appartement, dans des tuyaux ou canaux comme *r s*, ou autres femblables, pratiqués dans l'épaiffeur des plats-fonds ; & de-là comme par *s v* dans un foyer conftruit dans le plus élevé du Palais, ou autre lieu, l'air échauffé fera pouffé & s'échappera en dehors : ce qui procurera le renouvellement, la circulation d'air frais, & le rafraichiffement qui manque par-tout faute de ce fecours bien entendu.

On fera ailleurs la même chofe pour les Maifons Religieufes & touts les Lieux d'Affemblée, comme Salles-à-manger & autres, fi on veut s'y procurer un rafraichiffement femblable ; ainfi que pour airer les Magazins, les Manufactures & le refte.

Monfieur *Yeoman*, Anglois, a procuré du rafraichiffement à la Chambre des

Communes à Londres, par de longs tuyaux à air, qui reçoivent celui de la Salle d'assemblée & le portent vers le haut du bâtiment, en donnant lieu à une petite circulation qui le jette en dehors.

Il a également placé de ces tuyaux en d'autres endroits qui y ont été utiles; ainsi que pour les Prisons, en emportant sans cesse la vapeur nuisible qui s'exhale des Prisonniers & s'élève dans les toits ou ailleurs.

Tout cela revient à l'ouverture du haut de la Salle de l'Hopital de Lyon, & produit un légère circulation qui ne laisse pas d'être salutaire; mais pour la rendre efficace, il faut nécessairement qu'elle soit aidée par le feu qui la met dans toute sa force.

Le Docteur *Keill*, aussi Anglois, a montré que dans l'espace de 24 heures, il sort du corps humain trente-neuf onces de vapeurs ou exhalaisons qui en transpirent continuellement. La masse de ces exhalaisons, est énorme dans les grands Hopitaux & les Prisons, dans les Vaisseaux, les Eglises, & par-tout ailleurs où il y a beaucoup de monde, sur-tout pendant les grandes chaleurs de Eté. Ce qui fait voir, que pour remuer cette maſſe, & en opèrer l'expulſion continuelle, il faut mettre en uſage un puiſſant moyen qui eſt le feu, ſi on veut procurer la circulation capable de produire cet effet.

Fin de la quatrième Partie.

TROISIÉME APPLICATION

Du Moyen de renouvellement d'air, pour le faire circuler dans les Prisons, en chasser la mauvaise odeur & l'infection, & par-là conserver la santé aux Prisonniers innocents, & adoucir les maux des Coupables destinés à la mort.

CINQUIE'ME PARTIE.

Les Hommes qui jouissent de leur liberté, peuvent éviter les lieux infects & se choisir une demeure saine. Mais les Malades gissants dans les Hopitaux, & les Prisonniers détenus dans les Prisons, ou enfermés dans des Cachots, ont besoin d'un secours que l'humanité ne peut leur refuser : ce sera en rendant sains & habitables, les lieux où ils sont obligés de rester.

Pour y parvenir, il faudra d'abord pratiquer d'une Prison ou d'un Cachot à l'autre, des tuyaux ou canaux, comme on a fait dans le-dessus des salles de l'Hopital AB [*fig.* 1]. Ces canaux qui sont communiquer trois salles basses [*fig.* 1] & trois salles hautes [*fig.* 1 & 2], paroissent dans la *figure* 4 en D *e g* & E *f h*. Cette communication de six salles avec un tuyau montant comme *s v u* [*fig.* 2], montre, que toutes les Prisons & les Cachots, ayant dans le haut de chaque réduit particulier, une ouverture comme *r* ou *t* [*fig.* 2], & cette ouverture portant l'air des réduits par des canaux particuliers comme *r s* ou *t v*, dans un dernier canal *s v u* où ils se réunissent; cet air ainsi porté ira se précipiter dans un foyer (*x*) construit sous le toit des Prisons comme on a fait pour l'Hopital; du foyer (comme *x*) il s'échappera par *z*.

Cette circulation sera continuelle, insensible & douce. Elle durera autant que le feu du foyer *x*, qui sera entretenu légèrement de jour & de nuit sans discontinuation.

Cette circulation encore, purgera les Prisons & les Cachots de l'air qui y croupit, elle en ôtera la mauvaise odeur & en emportera l'infection, en y entretenant un air frais & pur dans touts les temps.

Ceci aura lieu dans les Prisons qui sont depuis le rez-de-chaussée jusqu'aux étages les plus élevés : parce que l'air qui s'élevera de ces Prisons & s'échappera par l'action du feu d'un foyer x, sera continuellement remplacé par celui qui entrera insensiblement par le-dessus, le-dessous & les côtés des portes de chaque chambre de Prisonniers.

Ce sera la même chose pour les Cachots qui auront des portes de plein-pié, ou une petite ouverture latérale pour recevoir de l'air & la lumière du jour.

Mais pour ceux qui sont enfoncés, dans lesquels il faut descendre, & qui n'ont d'air que par une petite ouverture qui vient du haut; il faudra dans ces cachots obscurs, y faire descendre de l'air pour opérer le renouvellement, précisément comme on a fait dans la première Application aux anciens Hopitaux : alors, il y aura également lieu, & les purifiera sans discontinuation.

Fin de la cinquième Partie.

QUATRIÉME APPLICATION

Du Moyen de renouvellement d'air dans les Vaiſſeaux, depuis le fond de Cale juſqu'au dernier Pont.

SIXIE'ME PARTIE.

IL faudra encore ici avoir recours à l'Expédient déja propoſé pour les anciens Hopitaux, dans la premiere Application ci-deſſus : parce que, pour faire circuler l'air dans un vaiſſeau preſqu'entièrement plongé dans l'eau, il eſt abſolument néceſſaire, de faire deſcendre continuellement dans le Vaiſſeau, cet air même qui y circulera & qui ne ceſſera d'en ſortir.

On fera donc deſcendre l'air frais de la partie la plus élevée du Vaiſſeau, par le moyen de pluſieurs tuyaux de fer battu ou tôle, qui ſe porteront ſéparément dans touts les étages, chambres, & logements, pour en chaſſer celui qui ſans cela y croupiroit. Ces tuyaux ſeront placés de manière, qu'ils n'incommodent en rien la

Man-œuvre, ou autrement dans le Vaisseau.

De chaque Etage, Chambre, ou Logement, il s'elevera un autre tuyau comme *r s* ou *t v* [*fig.*2], placé encore ensorte qu'aucun de ces tuyaux n'incommodent; & tours ceux qui seront nécessaires, se réuniront ensuite en un seul comme *a b* [*fig.*12]; lequel ira finir dans la partie du Vaisseau encore la plus élevée, où il ne gênera pas, & où l'on pourra entretenir un petit feu enfermé dans un chaudron de fer *c* [*fig.*12] qui attirera tout l'air des différents étages du Vaisseau.

Je dispose horizontalement la fin *b a* du tuyau où tours les autres se seront réunis, pour empêcher la suie d'y tomber, & en faciliter le ramonnage qui se fera en écurant la longueur *b a* par la petite porte *b*. Cette fin *b* du tuyau, sera surmontée de celle *b k* toujours de bonne tôle, & ce sera par *k* comme cheminée que sortiront la fumée du Chaudron *c* & l'air qui montera du Vaisseau.

La sorte de foyer *f g i h* [*fig.*12], contiendra le chaudron *c* qui aura 15 à 18 pouces de diamêtre, & sera suspendu par une chaine soutenue par la broche *d d*. Le feu du chaudron *c* sera alimenté par de la houille, ou charbon de terre, abondant dans touts les pays maritimes, la tourbe feroit aussi excellente; & le feu sera excité à bruler dans le chaudron par le souffle qui lui viendra par le trou *e* répondant à un semblable dans le côté du chaudron *c*. La porte *f g* servira à faire & entretenir le feu du chaudron, lequel s'ouvrira par le côté vers *e* pour en tirer les cendres. Les quatre cornes de fer, qui du chaudron *c*, vont toucher le dedans du foyer en *i*, *h* & près de *f* & *g*, sont pour maintenir le chaudron qu'il ne verse ou ne frappe ce foyer, dans les mouvements différents & continuels qu'éprouve un Vaisseau en mer : ces cornes sont rondes, & n'empêchent en rien le passage de l'air de *b* en *k*. Enfin, le haut du foyer en *k* sera plus élevé de quelques piés, que le haut des tuyaux par où l'air descendra dans les divers étages du Vaisseau : cela produira une sorte de siphon qui tirera mieux.

On entend bien, que le foyer *f g i h* & son petit tuyau de cheminée *k*, seront placés de manière qu'ils ne gênent en rien; & que devant la porte *f g*, il y aura une plaque de fer pour recevoir les cendres chaudes & quelques charbons qui s'y trouveront, lesquels tombant sur du fer

& dans un lieu fermé, ne donneront aucune inquiétude pour le feu, que le vent pourroit ſans cela, faire voler dans quelqu'endroit du Vaiſſeau.

Prèſentement, on conçoit ſans peine, que le chaudron *c* étroit par le haut, & le feu qu'il contiendra ſeront immobiles en ſuivant néanmoins touts les mouvements du Vaiſſeau; que le feu y brulera ſans pouvoir répandre ni cendres ni charbons; qu'en y brulant, il attirera l'air de touts les étages du vaiſſeau & le chaſſera dehors par *k*; qu'en même temps l'air extérieur deſcendra dans touts ces étages par les tuyaux deſtinés à l'y porter; qu'enfin, cette circulation étant continuelle, le renouvellement d'air frais & pur, y ſera auſſi continuel & inſenſible: il y portera la ſanté ſans la crainte d'aucun mauvais effet.

Ceci s'accorde parfaitement en tout, avec l'Expérience de ſix ſiècles, qui ſe fait journellement dans 20 ou 30 Houillières [*fig.* 9] du pays de Liège. Il n'eſt cependant pas étonnant, que cette belle Expérience ſoit reſtée ſans avoir été appliquée à d'autres uſages. La raiſon en eſt, que pour aller au péril de ſa vie, parcourir des ſouterreins ſi profonds, il y a peu d'habiles-gens qui veuillent s'y hazarder: le besoin seul, y contraint les autres ; & ceux-ci, ne voyent rien au de-là de ce qui est déja fait.

Fin de la sixième Partie.

MOYEN

D'oter la mauvaise odeur, que les Commodités répandent dans les Maisons, & surtout dans celles où il y a un grand nombre de petits Locataires, qui, par leur malpropreté, infectent les Quartiers les plus fréquentés des grandes Villes.

SEPTIE'ME PARTIE.

APRE'S avoir travaillé pour procurer en touts temps, un air salubre dans les Hopitaux & les Prisons, & rafraichir en Eté, les Appartements des Citoyens qui voudront profiter du Moyen que je leur ai proposé; il convenoit aussi de donner celui d'oter la mauvaise odeur des Commodités, qui infectent une bonne partie des grandes Maisons, aussi bien que celles des petits Bourgeois.

Voyez la *figure* 13 : *g* marque l'intérieur d'une Basse-Fosse voûtée, avec ses immondises : *lm* le sol d'une maison au-dessus de cette Fosse : *r* l'endroit de la voûte où l'on entre dans la Fosse pour la vuider : *g k e* un tuyau de la Commodité *d* pour le premier étage *f* : *g k b* un autre tuiau de la Commodité *a* pour le second étage *c* : *g h n* tuyau montant de la Fosse *g* jusqu'au dessus du toit *p* : *k h* venteau mobile en *h* sur une broche de fer, & qui par son propre poids tient fermé le bas du tuyau *k e* qui par sa jonction en *o* précipite les immondises du siège *d e* dans la Fosse *g* ; le venteau ferme en même temps le bas du tuyau *k b* du haut duquel, ou du siège *a b*, les immondices tombent encore dans la Fosse *g*.

Les choses étant ainsi disposées, il n'est pas possible que la vapeur des immondises de la fosse *g*, puisse pénétrer ce venteau *h k* qui bouche le bas des tuyaux *k e*, *k b*, & répandre sa mauvaise odeur soit en *d*, soit en *a*, ou ailleurs : mais cette vapeur s'élevera en montant de *g* par *h* dans le tuyau ouvert *h n*, & s'échappera sur le toit *p* par l'ouverture *n*.

Il conviendra de faire le venteau *k h* d'un bon bois de chêne & un peu pèsant, pour qu'il ferme exactement le bas du tuyau sur lequel son propre poids le fait aller de lui même. Les matières tombant de *e* & de *b* contre ce venteau du côté *i*, elles le feront entr'ouvrir du sens *kqb*, elles passeront en se précipitant dans la fosse *g*, & le venteau *kh* se renfermera dans l'instant : desorte, qu'il ne sera ouvert précisément que dans le seul temps de cette chûte, ce qui détournera les vapeurs de la fosse *g* pour les porter en *n*.

Ces vapeurs fétides se portant donc directement de la fosse *g* dans le tuyau ouvert *g n* jusque sur le toit, les lieux où se trouvent les Commodités *de*, *ab*, ou un plus grand nombre de réunies en un seul tuyau, en seront parconséquent délivrés.

Le tuyau *g h n* sera de bois, ou en plomb, de 2 à 3 pouces de diamêtre depuis un peu au-dessus de *h* jusqu'en *n*. On le fera monter contre une muraille, ou bien on l'y encastrera, ou enfin ce sera un canal pratiqué dans cette muraille.

Si des matières trop épaisses, s'arrêtoient derrière le venteau *kh*; on les feroit aisément tomber dans la fosse *g*, en jettant quelques scéaux d'eau par les ouvertures *e* & *b*, ce qui les précipiteroit dans la fosse, & empêcheroit le venteau de rester entr'ouvert.

Quoique je donne ici l'Exemple d'une Basse-fosse *g* [*fig.* 13], parce que c'est l'uſage dans toutes les grandes Villes ; je ſçais cependant, qu'en beaucoup d'endroits, au-lieu de cette foſſe, ce ſont des Caiſſes quarrées longues, dans leſquelles les immondices ſont reçues de fort près, ce qui infecte encore bien d'avantage.

On en ôtera la puanteur, en faiſant un peu déborder les ſièges de ces Commodités comme *d e*, pour faire tomber les matières de près comme par *o*, dans la Caiſſe qui peut être placée derrière *o*, avec un venteau *hk* qui fermera cette Caiſſe du côté du ſiège *e* : puis de la Caiſſe on fera monter un tuyau comme *h n* pour porter la vapeur des immondices ſur le toit ; non ſur un toit bas, mais ſur le plus élevé ; ou en faiſant ſuivre le tuyau comme *h n* le long d'une haute muraille, qui ſe porte au-deſſus de touts les Appartements & même des Greniers.

Fin de la ſeptième & dernière Partie.

Vû. Permis d'imprimer. A Nancy ce 14 juillet 1767. *DURIVAL.*

LE MANUEL
DES
LABOUREURS,

Réduisant à quatre Chefs principaux, ce qu'il y a d'essentiel à la bonne Culture des Champs.

Par M. GENNETÉ, premier Physicien de feue SA MAJESTÉ IMPÉRIALE.

SECONDE EDITION,

Revue & corrigée.

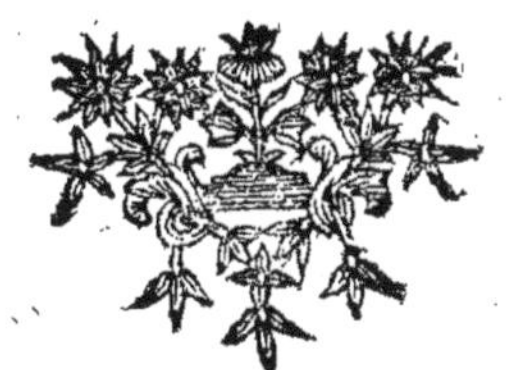

A NANCY.

Chez J. B. HYACINTHE LECLERC, Imprimeur - Libraire, près du Pont - Mouja.

M. DCC. LXVII.

Avec Permission.

L'Auteur de ce Mémoire, n'en a fait d'abord imprimer que 200 Exemplaires dont il a fait des Prèsents. Et comme il s'est glissé beaucoup de fautes d'impression dans cette première Edition, & que le Public a paru en souhaiter une seconde qui fut plus nombreuse; le Libraire en la donnant, a eu grand soin de la rendre bien correcte.

DEMANDES
FAITES PAR DES
CULTIVATEURS.

On va répondre par ordre sur chacune de ces Demandes, d'une manière qui mettra les Réponses à la portée des Laboureurs, & des Ouvriers employés à la construction des Instruments d'Agriculture.

AVIS
SUR
L'AGRICULTURE.

DES Cultivateurs de ce Pays, ayant consulté M. *Genneté* premier Physicien de l'Empereur, sur la Culture & les Engrais, sur-tout les artificiels, qu'on peut donner aux Terres propres aux Grains qui servent à la nourriture des hommes & des animaux ; lui ont fait les Demandes suivantes.

I. DEMANDE.

Si le Terreau engraisse autant, qu'il fournit aux Terreins où la terre manque pour y faire passer la Charrue, & suffir à l'accroissement nécessaire du Grain qu'on y séme?

RE'PONSE.

Le Terreau, dont on charge les Champs dépouillés de leurs terres, soit par la pluie qui les entraine, soit en labourant ces Champs en versant la terre de haut en bas dans les Terreins inclinés ; le Terreau abondant, refournissant ce qui manquoit pour y faire passer la Charrue, engraisse également le terrein sur lequel on le répand.

Il l'engraiſſe à proportion de ſa bonté : il l'engraiſſe ſelon qu'il eſt bien répandu, ſouvent remué, retourné, & diverſement exposé à l'air : il l'engraiſſe enfin encore, autant qu'on en arrache les mauvaiſes herbes, & qu'on ôte par-tout juſqu'aux moindres pierres. On rendra raiſon de ceci plus bas dans les Réponſes II & III : alors, le peu qu'on vient de lire, paroîtra plus intéreſſant.

II. DEMANDE.

Si le Fumier qui eſt l'Engrais ordinaire & connu, ne pourroit pas être ſuppléé en tout, ou en partie, par quelque Manupulation praticable par le commun des Laboureurs ?

RÉPONSE.

Le Fumier, eſt non-ſeulement l'Engrais le plus ordinaire & le mieux connu, mais il eſt auſſi le plus facile à trouver & le plus prompt à produire de bons effets. A ſon défaut, on a recours à des terres neuves & graſſes, à la marne, aux cendres de gazons brulés, aux cendres de bois, de tourbes & de houille, à la chaux vive, & autres choſes ſemblables où l'on peut en trouver & ſuffiſamment. Mais ces ſecours connus étant très-rares, diſpendieux, & difficiles à procurer au commun des Laboureurs; il faut leur prèsenter un Moyen qui ſoit à leur portée, qu'il entendent dabord, qu'ils puiſſent aisément effectuer ſans dépenſe, & que dans le temps d'une ſeule année, ils commencent à en voir les heureux effets afin de les encourager.

Le Laboureur ordinaire, peu à ſon aiſe, & ſans être fort entendu, pourra donc cultiver, améliorer ſes terres, épargner la plus grande partie du fumier qu'il employe pour engraiſſer un Terrein médiocre, en charger un trois & quatre fois plus étendu, & faire produire une Recolte auſſi abondante au Terrein peu fumé, que s'il l'eut été ſelon l'uſage. Le Moyen qu'on va indiquer à ce Laboureur, pour faire ainſi valoir ſon bien & s'enrichir, eſt en luimême. C'eſt de *l'activité, du travail*, c'eſt de *l'huile de ſes propres bras* qu'il doit continuellement verſer ſur ſes terres, s'il veut qu'elles ſoient de rapport en épargnant ſon fumier, & en le ſupprimant preſqu'entièrement dans la ſuite.

Le Cultivateur ordinaire, laboure la terre dès ſon enfance, comme il l'a vû labourer. Que ce ſoit bien ou mal, il penſe qu'on ne peut faire mieux. Qu'une raie ſoit large ou étroite, que la terre ſoit bien remuée & ameublie, ou ſimplement labourée, il croit que c'eſt la même choſe, & ainſi du reſte.

Mais ſi quelqu'un plus entendu, laboure devant lui en faiſant les raies beaucoup moins larges qu'à l'ordinaire, & en n'échappant pas le moindre eſpace ſans y faire paſſer la Charrue; s'il a ſoin de bien retourner la terre, de l'éparpiller en labourant menu, c'eſt-à-dire, *à petites raies; ſi, au lieu des Labours accoutumés, il en donne le double;* il eſt certain, qu'en retournant, ſecouant & ameubliſſant plus ſouvent la terre, en en expoſant de même plus ſouvent & diverſement ſes différentes parties aux influences de l'air, plus auſſi ces influences lui fourniront de cet Engrais, qui eſt la cauſe d'un grand rapport ſans le ſecours du Fumier.

Dans la quatrième Réponſe, je donnerai le moyen d'augmenter le nombre des Charrues en diminuant celui des Chevaux, de ſorte, que l'avantage tournera entièrement du côté de l'augmentation des Charrues. Je déterminerai auſſi la largeur qu'on doit donner aux raies pour bien labourer. Cette largeur ne ſera que de ſix pouces au plus.

Le Laboureur le moins intelligent & le plus attaché à la routine, cédera sûrement à l'Expérience qu'il verra aller annuellement de mieux en mieux, & avec lui, touts ceux que l'intérêt portera à en prendre connoissance. De-là pourroit venir l'usage universel malgré la routine.

En labourant menu, on divise mieux la terre, ce qui l'ameublit par-tout, & fait premièrement, qu'elle se charge aussi beaucoup mieux de *l'Acide vague de l'air* répandu dans toute la nature. En labourant menu & souvent, on retourne la terre, on l'a secoue & soulève, on la brise en l'émiétant ou ameublissant en touts sens, ce qui expose continuellement jusqu'à la moindre des ses parties, à l'air libre, qui les impreigne de son *Acide*, & en second lieu, de son *Alkali volatile*; & c'est-là une des premières Causes de la plus grande fertilité, sans le secours du Fumier ou autres Engrais ordinaires.

De sorte donc que, plus on remue & éparpille la terre (je ne puis cesser de le répéter), plus on en expose toutes ses différentes parties à l'action de l'air, qui y dépose successivement son *Acide vague* & son *Alkali volatile* répandus par-tout, & toujours en mouvement; & qui, se rencontrant & s'unissant dans une terre bien soulevée & émiétée, y forment en troisième lieu, avec le concours du *Phlogiston de l'air* qui vivifie tout ce qui lui donne accès; ils y forment, dis-je, une Substance, qui est un *Suc* ou fluide *Neutre doux*, qui humecte, donne de la fraicheur, engraisse souverainement, & plus une terre est fertile.

Au contraire, moins on remue la terre, plus elle s'afaisse & se bouche, en ne prèsentant à l'action de l'air qu'une surface platte, battue & serrée par les pluies; moins aussi elle se charge & peut recevoir de ce suc neutre, qui est un Engrais si puissant, & plus cette terre devient stérile.

Les bons Laboureurs, ont appris par la seule Expérience, que pour avoir une terre qui soit de rapport, il faut répandre sans cesse de cette *Huile* que j'appelle de *bras*, c'est-à-dire labourer. Ainsi, dans le commencement d'un travail assidu, il faut un peu de Fumier: dans la suite, on pourra s'en passer & avoir d'excellentes terres, si on les laboure souvent, & si on les laboure bien.

Outre le Fumier qui est l'Engrais ordinaire, les influences de l'air qui fertilisent les terres bien ameublies ; on trouvera dans la troisième Réponse, une troisième sorte d'Engrais aussi excellent, qui n'est pas couteux, & encore moins difficile à se procurer : il consiste dans la fumée de paille.

III. DEMANDE.

S'il n'y auroit pas moyen de bonifier les terres, ensorte, qu'on put les charger de Blé ou Froment chaque année, aulieu qu'on n'y en séme qu'une fois dans trois ans?

RE'PONSE.

On peut augmenter le rapport des terres, par des Engrais donnés convenablement, & une Culture abondante. Le Fumier bien pourri, bien répandu & éparpillé sur la terre, la pénétre d'autant mieux qu'elle a été bien ameublie auparavant. En la pénétrant, il y dépose un suc onctueux, formé d'une fermentation *végétale acide*, d'urine pourrie qui est un vrai *Alkali*, & du *Phlogiston* de l'air échauffé dans la fermentation. Leur mêlange combiné par la nature, produit ce suc neutre doux & gras, qui divise & soulève la terre, la fertilise, & la dispose à recevoir de plus, les influences de l'air que lui procure une

Culture abondante. Voilà le premier Moyen de bonifier les terres.

Il faut ici avertir le Laboureur, que les pailles qu'il répand dans ses basses-cours, pour y pourrir à la pluie & à l'air, ne font que du mauvais Fumier. Celui qu'il répand sur ses terres sans être pourri, ou qu'à moitié, ne vaut pas mieux. Le bon Fumier, est celui-là seul, qui a été bien humecté de l'urine des animaux à l'écurie, & qui en conserve l'humidité en pourrissant ensuite en tas, dans une fosse garnie de terre-glaise, d'où l'eau de fumier ne peut s'écouler ni entrer en terre. L'urine, par-tout où elle est répandue, s'alkalise en vieillissant : alors, elle absorbe également l'acide du fumier, l'acide vague de l'air & son Phlogiston ; & c'est de cette union que résulte le suc onctueux qui engraisse les terres.

Chaque Laboureur devroit avoir un tonneau, dans lequel on verseroit journellement les urines des gens de la maison, celles des voisins, & s'il pouvoit encore celles des cabarets de son lieu. Il laisseroit vieillir ces urines pendant 8 à 10 jours ; puis mettant le tonneau sur une charrette & le conduisant le long d'un champ nouvellement labouré, il l'arroseroit légèrement de ces urines croupies. Cela se feroit toutes les fois qu'il y en auroit une quantité suffisante ; & dans le temps d'une année, il fertiliseroit beaucoup de terres. Pour arroser aisément, on se serviroit d'un tuiau de cuir attaché par un bout au bas du tonneau avec lequel il communiqueroit ; & à l'autre bout, il y auroit une lame d'étain avec 30 ou 40 petits trous pour passer l'urine comme l'eau passe par les Arrosoirs des Jardiniers. En dirigeant de la main ce tuyau du haut de la charrette, on arroseroit un Aire, ou un Sillon, de 10 à 12 piés de largeur en allant le long d'un Champ.

Si le Laboureur ne veut pas se donner tant de peine, qu'il jette au moins le plus d'urine qu'il pourra sur son fumier en l'y répandant par-dessus.

Le second Moyen de bonifier les terres, a été expliqué dans la Réponse précédente. Il consiste à labourer menu, souvent, & toujours bien remuer la terre.

Le troisième Moyen se déduit du second: c'est que les fréquents Labours détruisent les mauvaises herbes, qui d'un côté consument inutilement les sucs de la terre ; & de l'autre, elles tiennent le sol à l'ombre, l'afaissent & empêchent l'accès libre de l'air qui contribue tant à le fertiliser.

Le quatrième, consiste à ôter les Pierres des champs. Elles en ruinent encore plus le sol que les herbes; parce que les pierres couvrant immédiatement la terre, elles la collent, & lui ravissent les bénignes influences de l'air qui l'engraissent: elles empêchent une grande partie de la Semence de lever: elles prennent presque tout le suc terreux qui devroit être employé à nourrir & faire croitre le peu de grain qui n'est pas couvert par ces pierres & qui peut lever.

Le cinquième Moyen, est de herser la terre, ensorte, que toute la semence soit enterrée à une profondeur convenable, & couverte de terre ameublie, de manière que cette semence puisse lever, être nourrie, & parvenir à un entier accroissement sans aucune perte.

Otez donc toutes les pierres nuisibles: détruisez dans touts les temps, les mauvaises herbes qui amaigrissent le sol, & empêchent le grain de taller ou de s'élargir en s'épaississant: labourez menu & souvent, en commençant par là à fertiliser en préparant la terre: fumez ensuite cette terre ainsi préparée, elle deviendra alors d'un grand rapport. Après cela, vous pourrez la charger chaque année & obtenir une bonne Recolte.

J'ai dit qu'après avoir bien ameubli la terre, il falloit la fumer. Cela aura lieu en commençant à mettre cette terre en rapport : mais dans la suite, l'ameublissement continuel suffira presque seul pour la fertiliser.

Les Herbes qu'on arrache en labourant, peuvent être amassées en tas, par le moyen d'un grand Rateau tiré par un ou deux chevaux. On le trouvera, dans la Machine à épierrer les champs, dont je vais bientôt parler. Il vaut mieux bruler les herbes, en répandre les cendres sur la terre pour l'en engraisser, que de laisser pourrir ces herbes en place, parce qu'elles afaisseroient la terre & lui ôteroient l'ameublissement qui est si nécessaire à sa fertilité.

Pour bien enterrer la Semence, de manière qu'elle puisse lever, & parvenir à son entier accroissement ; on se servira d'une Herse de fer doublement dentée. La position des dents de la mienne, est telle, que dans l'Aire où cette Herse passe, il n'y a pas la moindre partie de la terre où les dents ne touchent. Elle enterre le grain, retourne jusqu'aux moindres mottes, elle les divise, soulève, émiette & ameublit de nouveau, en continuant toujours en même temps à fertiliser. Mais il faut se souvenir, qu'on ne parvient à bien ameublir la terre, qu'en commençant par la labourer menu. Voilà ce qui fait, qu'il ne pourra s'y trouver de grosses mottes qui sont très-nuisibles. C'est aussi le seul cas, de pouvoir herser avantageusement; & alors, les Roulots & Brises-Mottes deviennent inutiles.

Je remarquerai en passant, que la Charrue qui laboure, séme & herse, en même temps, demande nécessairement que ce soit aussi dans une terre bien ameublie avant la semaille, tel que je le conseille dans ce Mémoire; autrement, l'effet qu'elle produiroit, ne seroit que brillant. Tout ce qu'on pourroit faire, ne seroit parconséquent qu'une demi culture, & se réduiroit à peu de chose sans cet ameublissement préalable. Il faut donc une Charrue propre à le procurer en labourant menu, ou renoncer à la bonne Agriculture.

De plus, si le Semoir qui répand le grain par raies, approche ces raies de trop près, on ne pourra après la semaille, ameublir la terre dans les petits intervalles des raies, sans arracher le grain & le ruiner. Si les intervalles sont trop larges, il y en aura une bonne partie en pure perte où le grain ne s'étendra pas. Dans les deux cas, l'ameubliſſement recommandé après la Semaille, foulera toujours le grain. D'ailleurs, il faudroit trouver une multitude d'hommes de Charrue, aſſez adroits, pour ameublir la terre dans les intervalles des raies, ſans abimer le grain en herbe en le foulant, & en le déracinant d'un côté avec la Charrue, pour le couvrir de l'autre.

Une Charrue d'ameubliſſement telle que je la propoſe dans la quatrième Réponſe, pour labourer menu, peut être exécutée par tout: les gens les plus groſſiers la comprennent, & en font uſage dès qu'on la leur prèſente : ils sément enſuite à leur manière accoutumée, en ménageant un peu plûs la ſemence: ils couvrent enfin cette ſemence avec une Herſe doublement dentée, contre laquelle leur préjugé ne ſe roidit pas ; & ces gens ne paroiſſant pas ſortir de leur routine, ſe portent d'eux mêmes à exécuter ce qu'on leur propoſe : aulieu, que les brillantes ſpéculations, reſtant dans les Cabinets, on n'en n'apperçoit aucun veſtige dans les Campagnes.

On épiérera, ou l'on ôtera aisément les Pierres des champs, par le ſecours d'une nouvelle

nouvelle Machine, que les Curieux ont déjà vûe chez moi à Paris, & qui a été annoncée dans plusieurs Papiers publics. Cette Machine, prise en géneral, agit en trois Parties en ôtant les pierres ordinaires.

Par la première Partie, elle arrache de la terre les pierres moyennes & les petites, & les jette à la surface supérieure, sans qu'elles tiennent plus à rien qui empêche de les amasser. Cela se fait par le moyen d'une Charrue ordinaire, à laquelle je mets seulement un Soc plat, un peu rabatu par les côtés, & de figure presque équilatérale, qui passe entre deux terres & en dégage toutes les pierres sans rien retourner.

Par la seconde, la Machine amasse ces sortes de pierres, & les transporte en même temps sur les bords des champs. C'est avec un grand Rateau courbe, dont la Chorde ou Sous-tendue de l'arc a 5 piés, & la perpendiculaire qui du milieu de la soûs tendue tombe au sommet de la courbe 16 à 18 pouces. Le Rateau est garni de dents de fer, de deux piés de longueur, avec l'obliquité convenable, & de deux Crossettes pour le diriger par-derrière.

Par la troisième Partie, la Machine conduit les pierres des bords des champs où elles avoient premièrement été amaſsées, dans tel lieu que l'on veut choiſir, pour le Tas commun à la décharge d'une étendue conſidérable de terres. C'eſt ſimplement avec un Traîneau aſſez ſingulier, & fort commode, qui gliſſe très-légèrement ſur les terres labourées. Deux chevaux ſuffiſent, pour faire aller la Machine dans les trois cas ci-deſſus.

Il y a une quatrième Partie, mais ce n'eſt que pour tranſporter les gros Quartiers de pierres qui ſe trouvent en peu d'endroits. Dans cette Partie, il y a une Grue ambulante, légère & forte, par le moyen de laquelle, trois hommes peuvent charger des pierres de 5 à 6 mille livres péſant, ſur le fort Chariot qui porte la Grue, & qui la dépoſe en ôtant une cheville. Il faut remarquer, que les épierrements dont il s'agit, ſont encore un nouvel ameubliſſement, & par conſéquent un Engrais qu'on donne de plus à la terre.

Une autre ſorte d'Engrais peu connu, ſe tire de la fumée. Au mois d'Avril, lorſque les grains ſont en herbe fort tendre, & la terre encore aſſez découverte ; on arrange des bottes de paille légèrement humectée, ou bien des fagots de bois, ou brouſſailles vertes, des épines & toutes ſortes de mauvais bois, le tout diſposé comme une haye, le long d'une étendue conſidérable de terres ainſi chargées de grains: cela ſe fait le matin, du côté d'où le vent vient aſſez fort, & le plus qu'on peut par un temps humide. On met enſuite le feu à cette ſorte de haye, & la fumée abondante qui en ſort, étant pouſsée par le vent, ſe répand ſur toute l'étendue de terre que l'on veut en impreigner. Cette fumée porte un Engrais onctueux tant ſur la terre, que dans la tige de la plante qu'elle a pénétrée; & cela ſeul ſuffit pour obtenir une grande Recolte.

Je conſeille de bruler du bois verd, parce qu'il s'allume lentement en donnant beaucoup de fumée; aulieu, que le bois ou les brouſſailles ſeiches, brulent vite en ne produiſant que de la flamme, ce qui eſt inutile. La paille en bottes légèrement humectée, brule auſſi lentement, & donne une fumée abondante. En en brulant une petite quantité, ſa fumée eſt capable de fertiliſer une grande étendue de terrein; & cette petite quantité de paille, ne pourroit produite qu'un rien de fumier. Ainſi, il y a tout à gagner du côte de la fumée. D'ailleurs, cette manière d'engraisser est facile, sa matière qui est la paille, se trouve par-tout, & principalement dans les Provinces où il n'y a point de broussailles, & où le bois est très-rare.

Ainsi, voilà trois sortes d'*Engrais* que je présente, & dans lesquels le Cultivateur pourra choisir; 1°. le *Fumier*, qui est l'ordinaire: 2°. l'*Air*, qui par ses influences fertilise les terres souvent labourées: 3°. la *Fumée de paille, ou de bois*, laquelle, avec la seule culture accoutumée, produit une riche Moisson. Une quatrième sorte, est l'*Urine ramassée & croupie*, qui n'est nullement à mépriser.

On sçait, que le repos qu'on donne aux terres après les avoir ensemencées, n'est que pour réparer l'épuisement qu'elles ont souffert en employant leurs sucs nouriciers dans la production qui a précédée; & comment répare-t'on cet épuisement? C'est pour l'ordinaire en labourant trois fois assez mal, & en exposant la terre ainsi mal remuée, aux influences de l'air, pendant un an qui est le temps de la Jachère. Mais si ces influences qui donnent les sucs nourriciers, ou l'*Engrais* que j'appellerai *Aërien*; si dis-je, cet Engrais, ou ces sucs, sont refournis en peu de temps & copieusement, le repos des terres deviendra alors inutile, & on pourra les charger chaque année.

Les sucs nourriciers, seront refournis en partie, par des Labours ainsi qu'on l'a vû ci-dessus; le surplus par du fumier à l'ordinaire. Mais au défaut de fumier, ce sera principalement par la fumée de paille, qui coute si peu, & qui ne cause au Laboureur ni peine, ni dérangement dans les Saisons pour ses terres.

A l'égard des Labours; depuis la Recolte qui se fait au commencement du mois d'Août, jusqu'au commencement d'Octobre qui est le temps de la semaille, il y a au moins six semaines: dans cet intervalle, on pourroit labourer de quinzaine à autre, c'est-à-dire, trois fois, ou au moins deux fois la terre sur laquelle on vient de faire Recolte, & ainsi la préparer à être de nouveau ensemencée. Ces deux Labours bien faits, vaudroient sûrement autant, & mieux, que les trois que l'on donne pendant un an, à des distances trop éloignées. Après quoi, viendroit l'Engrais de fumée au mois d'Avril suivant.

La Fumée contient un *Alkali volatile*, qui, répandu sur la terre & les plantes, attire l'*Acide de l'air*, & de leur union au *Phlogiston aërien*, résulte le *Suc neutre*, qui fertilise si subitement & la terre & les plantes sur lesquelles la fumée tombe.

De cette manière, on pourroit charger deux fois de suite, la même terre en Blé ou Froment; & pour la troisième fois, y semer des Grains de Mars précoces. Ce sera pour avoir le temps de préparer la terre depuis le mois de Juillet que se fait la Recolte des Précoces, jusqu'au mois d'Octobre qui est celui de la semaille du Blé

Ce seroit encore, dans l'intervalle de la Moisson des Blés, au mois de Mars & d'Avril, que l'on donneroit, & sur-tout avant les gelées, le double des Labours ordinaires pour fertiliser par les influences de l'air, en attendant celles de la fumée.

Immédiatement après le premier Labour, fait après la Recolte; il faudra avoir soin de herser la terre labourée pour en dégager le Chaume, qui sera ensuite ramassé avec le grand Rateau dont j'ai déja parlé, puis brulé, & les cendres de ce chaume répandues sur la terre, en attendant le second, & s'il se peut, le troisième Labour.

Les Cendres de bois, de paille, & des autres végétaux, contiennent un *Sel Alkali fixe*, qui est l'ouvrage du feu. Cet

Alkali, répandu avec les cendres sur la terre ameublie, attire & absorbe encore l'acide de l'air, & en s'en impreignant avec le Phlogiston aërien, ils forment toujours ce composé neutre qui donne une grande fertilité.

Je sçais, que depuis la Recolte des Blés, il y a celle des Grains de Mars à faire, les Semences à préparer, & les derniers Labours à donner avant de semer le Froment au mois d'Octobre. Mais plus le Laboureur sera diligent, & voudra pratiquer en tout, ou en partie, le Conseil que je viens de lui donner, plus il moissonnera. Une Moisson abondante, produit beaucoup de fourages; de-là, l'augmentation du bétail & du profit; de-là aussi, l'augmentation de la fortune & du bien-être du Cultivateur.

On ne voit pas, qu'il soit nécessaire, ni même du bien de l'Etat, qu'un Laboureur ait une trop grande quantité de terres à cultiver : il se met par-là, dans l'impossibilité de le faire avec avantage. Il prive, en même temps, un autre citoyen du bénéfice des Fermages que le premier a de trop, & qui donneroient la subsistance au second. Avec moins de terres, on pourroit aisément les cultiver mieux, &

en tirer un produit beaucoup plus considérable comme je viens de le montrer. Alors, chacun y trouveroit son compte, sans se nuire. Ce seroit aussi le profit des Maîtres des Fermes, celui des Citoyens qui viendroienr plus aisés; & qui, par-là, se délivreroient de la gêne qu'ils éprouvent, lorsqu'il faut contribuer aux charges de l'Etat.

IV. DEMANDE.

Si on ne pourroit pas diminuer le nombre des Chevaux, qu'on employe journellement à labourer, sans nuire à la Culture des terres?

RE'PONSE.

ON pourra diminuer le nombre des Chevaux, & labourer beaucoup mieux qu'on ne fait ordinairement, en faisant deux ou trois Corrections aux Charrues qui sont en usage.

La première, est d'élever le timon, de manière, que la ligne de traction des chevaux soit toujours parallêle à l'horizon, & précisément à hauteur de poitrail. Cela fera que les chevaux tireront simplement la Charrue; aulieu qu'ordinairement, & avec un timon bas tiré obliquement de bas en haut, les chevaux s'appésantissent

& s'éreintent, en la soulevant avec le poids de la terre qui la charge, en même temps qu'ils la tirent ainsi obliquement: ce qui, augmentant la résistance, augmente aussi nécessairement le nombre des chevaux qui s'abiment sans aucune nécessité.

2. On rendra aussi la Charrue plus légère & plus aisée à tirer, si les jantes des rouës sont de fer, aulieu de celles en bois qui se chargent d'un poids considérable de terre.

3. La légèreté augmentera encore de beaucoup, & la résistance diminuera de même, si le Versoir est haut, & fait de fer battu ou tôle mince. Sa hauteur détournera toute la terre qui se versera de côté, & empêchera la charrue de s'enterrer par-devant. La hauteur du mien, est de 13 à 14 pouces près du Soc où il est posé très-obliquement, & de 10 à 11 pouces à l'extrémité de derrière. Le Versoir étant de tôle mince, il conservera la légèrete de son poids dans la terre humide, ce qui n'arrive point au versoir de bois. Le Versoir étant de tôle, & sa pesanteur ne passant pas sept livres, la terre glissera contre, l'écurera comme une bêche de jardinier sans le charger, & par-là sans augmenter son poids & sa résistance.

Les trois vices opposés dans le Verſoir de bois qu'on fait trop bas, permettant à la charrue de s'enterrer par-devant, en augmentant enſuite ſa péſanteur par l'humidité, & en ſe chargeant enfin de côté d'une grande quantité de terre ; ces trois vices ſeuls, qui ſont corrigés par le Verſoir de tôle, cauſent dans celui de bois, une réſiſtance à ſurmonter par les chevaux, qui va à-peu-près à *l'égal de l'effort néceſſaire* pour ſéparer la terre & labourer.

Voilà donc à-peu-près, *une fois plus de chevaux qu'il n'eſt néceſſaire*, & cet excédent eſt en pure perte. Joignez à ceci, la réſiſtance des Rouës de bois qui ſe chargent de terre & labourent, aulieu des Jantes de fer qui ne s'en chargent pas. Depuis long-temps, les jantes de fer ſont en uſage en pluſieurs lieux, & on s'en trouve bien : voilà ce qui me porte à les conſeiller par-tout, & de les joindre à mes propres idées. Joignez encore à la perte dont je viens de parler, l'effort oblique & inutile que font les chevaux, en tirant la charrue de bas en haut ſur un timon trop bas, en la ſoulevant avec toute ſa terre en même temps qu'ils tirent toute cette maſſe ; & vous verrez alors de combien on peut diminuer le nombre des chevaux en labourant bien, & avec une charrue telle que la mienne.

On labourera encore mieux, & on ameublira parfaitement les terres, si, au lieu du Soc ordinaire de neuf à dix pouces de largeur à sa bâse, on le fait simplement de cinq à six pouces, sur un pié de longueur, & si sa bâse s'élève de trois pouces en arrière. La face platte du Soc, du côté du Versoir, formera une aile de pigeon, rabattue vers le bas, qui sera d'acier tranchant; le côté opposé, sera relevé en crête, aussi d'acier & tranchante, prenant naissance à la pointe du Soc & allant se terminer à sa bâse, en la surmontant latéralement de quatre pouces de hauteur. La Douille de ce Soc sera en queuë-d'aronde en-dessous, pour pouvoir le mettre & ôter aisément, & sans cependant pouvoir sortir en labourant.

Je fais une Arrête, ou Crête tranchante à mon Soc, & elle s'élève insensiblement & latéralement de la pointe à la bâse: l'élévation de cette bâse étant de trois pouces, & l'extrêmité de la Crête sur cette même bâse de quatre pouces, cela fait une élévation totale de sept pouces: cette élévation de la crête en arrière est pour couper la terre & former la raie sans avoir besoin de Coutre. Je le supprime entièrement comme nuisible; parce que se prèsentant de loin par l'extrémité de son levier, la terre qu'il devroit diviser, lui oppose une résistance qui arrête les chevaux si la terre est dure, ou s'il se prèsente quelques racines, ou bien le Coutre se plie & se casse s'il ne fait démembrer la charrue.

Au lieu donc du Coutre ordinaire, dans la scituation qu'on lui donne, & contre l'extremité duquel la résistance se quadruple, en produisant un effet seize fois au-dessous de ce qu'il devroit être; je couche ce Coutre, sur le côté gauche du Soc, en forme d'Arrête tranchante, en ne faisant qu'une seule pièce du Soc avec ce Coutre ou Crête. Alors, il peut diviser & fendre la terre qui ne lui oppose presque point de résistance; & dans cette scituation, il tranche aisément sur sa longueur, les herbes & les racines qui se prèsentent, sans pouvoir en être arrêté.

Un Soc d'un pié de longueur, sur cinq à six pouces de largeur, ne pésera que 9 à 10 livres au plus lorsqu'il sera forgé, le reste de la charrue sera léger & mince à proportion; & pour qu'elle ne puisse se démembrer, la haye sera affermie à l'asſemblage qui porte le Soc, avec une bande de fer attachée avec des vis en bois : au moyen de quoi, & non-obſtant ſa légèreté, elle ſera capable des plus grands efforts.

Une telle Charrue dont le Soc n'a qu'environ la moitié de la largeur accoumée, ne fera auſſi ſes raies à-peu-près, que de la moitié de cette largeur, c'eſt-à-dire, de ſix pouces au plus, & cependant de telle profondeur qu'on voudra. Mais ſi ces raies ſont plus menues, elles ameubliſſent parfaitement la terre & la fertiliſent. De plus, en mettant à cette Charrue, le Verſoir de tôle dont j'ai parlé ci-deſſus, elle ſera d'une très-grande légèreté, & parconſéquent très-facile à mouvoir.

Mais il eſt néceſſaire, que le Verſoir ſoit ſolidement, & très-obliquement fixé entre la Crête du Soc & le montant de devant qui aſſemble le ſol à la haye : cette obliquité donne lieu à la terre de gliſſer contre le Verſoir ſans s'y arrêter. Il faut de plus, que ce Verſoir ſoit fixé avec des vis en bois, ou des clous, par le bas au ſol qui repoſe ſur la terre ; & qu'il s'incline enſuite, en dehors par le haut du derrière de ſept à huit pouces, & pas plus ; que cette inclinaiſon ſoit droite dans toute ſa longueur & preſque réduire à rien par le bas : parce que, ſans cette forte inclinaiſon de haut en bas, le Verſoir ne peut que jetter la terre de côté, ce qui demande de la force ; aulieu qu'étant bien incliné, il verſe ſanseffort.

Cette facilité augmentera encore, ſi on a ſoin de faire tirer les chevaux parallélement à l'horiſon & à hauteur de poitrail. Il faut pour cela, que le timon s'éléve en avant, de 8 à 9 pouces au moins, plus haut que ceux qu'on fait ordinairement.

Ma Charrue à défricher, qui tranche les racines des buiſſons & celles des herbes tenaces, différe de celle-ci qui eſt d'ameubliſſement, en ce que le Soc à défricher eſt plus long, plus large & plus élevé ſur ſa bâſe ; que la crête à ouvrir la terre & à trancher, aulieu d'être latérale, ſe rapproche plus vers le millieu du Soc ; que les deux côtés de ce Soc ſont tranchants auſſi bien que la Crête ; & qu'enfin, cette Charrue à défricher, eſt beaucoup plus forte que celle qui eſt décrite dans ce Mémoire où il ne s'agit que d'améliorer.

La Charrue d'ameubliſſement que j'ai fait exécuter dans la Ban-lieuë de Nancy, laboure bien avec deux chevaux de force moyenne, dans des terres où l'on employe ſix bons chevaux, pour y faire aller les Charrues ordinaires. Les Champs que j'ai fait labourer avec celle d'ameubliſſement, pour les enſemencer d'orge; après avoir porté du Blé-Froment l'année 1764, reçu entre le 6 & le 14 d'Avril dernier un ſeul bon Labour à raies menues, & avoir été légèrement impreignés de fumée de pailles étoient le 24 Juillet 1765, couverts de Grains d'une hauteur & épaiſſeur auxquelles on n'auroit pas dû s'attendre, par rapport à la ſécheresſe du Printemps. Ces grains ſémés ſi tard, & retardés par le défaut de pluie, ſont plus beaux, plus hauts & plus forts que ceux des champs voiſins, labourés à l'ordinaire, & qui ont été ſemés trois ſemaines ou un mois plutôt & dans un temps favorable.

Il y a encore une circonſtance à remarquer; c'eſt que les Gens qui ont été chargés d'enfumer ces champs, étant gênés par le vent, ont placé leurs bottes de paille & les ont allumé par-tout dans le grain nouvellement levé, aulieu de mettre cette paille ſur le bord des champs & d'enfumer par-dehors. Mais comme cette légère fumigation, échauffe peu la terre ſur laquelle la paille brule, l'herbe tendre du grain qu'elle a grillée, a repouſsé par le pié, de manière à ne pas s'en appercevoir deux mois après. Mon Manuſcrit n'ayant été imprimé qu'en Novembre, ce délai m'a donné occasion d'ajouter la Remarque qu'on vient de lire, & de voir une forte Moisson.

On vient aussi de voir, qu'au lieu du nombre accoutumé de chevaux qu'on employe pour labourer, ma Charrue ne peut assurément en avoir besoin de la moitié, pour faire des raies un peu plus de moitié moins larges. Mais par les Corrections avantageuses, que j'ai faites aux Charrues en usage, la mienne en faisant du bon Ouvrage, n'aura pas même besoin du tiers des chevaux accoutumés lorsqu'ils labourent assez mal.

De sorte donc, qu'au lieu d'une Charrue ordinaire tirée par un tel nombre de Chevaux, qui font labourer assez mal; le même nombre de Chevaux fera alors aller trois Charrues comme la mienne, qui laboureront bien, ameubliront & fertiliseront une étendue de Terre un tiers plus considérable.

On peut juger de-là, l'Avantage qu'il y aura en labourant mieux, & une plus grande quantité de terres; en faisant une Recolte plus abondante en grains & en fourages; en mettant parconséquent en état de nourrir plus de bétail pour le vendre, & en entretenant un moindre nombre

nombre de Chevaux de Charrue pour les employer autrement.

Après avoir lû entièrement ce Mémoire, revoyez ce que j'ai dit dans la troisième Réponse ci-dessus, touchant la Charrue qui laboure, séme & herse en même temps. On trouvera, peut-être, que cette Invention ne l'emporte pas, sur l'Ameublissement que je recommande ici avec empressement.

A Nancy le 4 Avril 1765.

Signé GENNETE'.

Vû. Permis d'imprimer. A Nancy ce 8 Avril 1765. *DURIVAL.*

AVIS AU RELIEUR.

Il faudra mettre la Planche après la page 113, en la faisant déborder, de manière, qu'on voye aisément toutes les Figures quand le livre sera ouvert.

ERRATA.

Page 14, *ligne* 15; de toute la Nature, *lisez* dans toute la Narute.

Page 17, *ligne* 16; des Minéreux, *lisez* des Minéraux.

Page 23 *ligne* 8; de Mines, *lisez* des Mines.

Page 89, *ligne* 20; il faut répandre, *lisez* il y faut répandre.

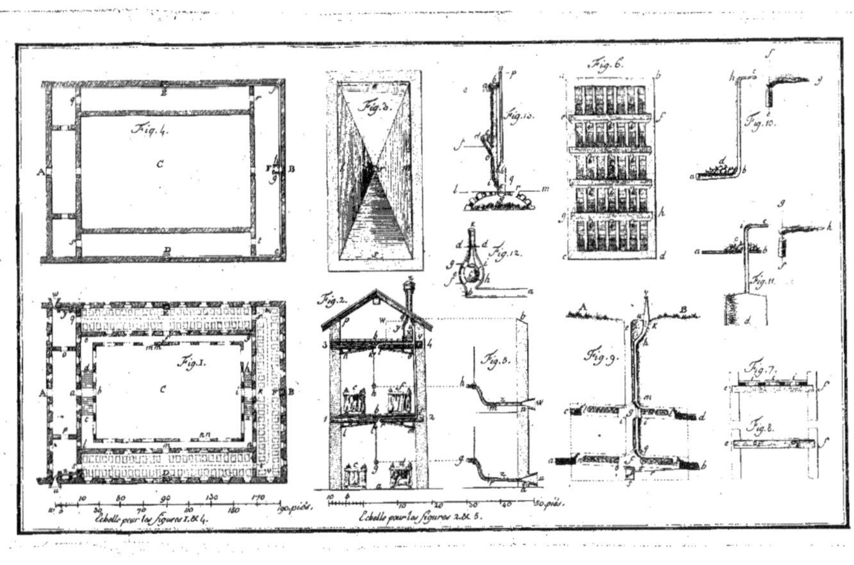
Fig. 4.
Fig. 3.
Fig. 13.
Fig. 6.
Fig. 10.
Fig. 12.
Fig. 11.
Fig. 1.
Fig. 2.
Fig. 5.
Fig. 9.
Fig. 7.
Fig. 8.
190 piés.
Echelle pour les figures 1. & 4.
50 piés.
Echelle pour les figures 2. & 5.

www.ingramcontent.com/pod-product-compliance
Ingram Content Group UK Ltd.
Pitfield, Milton Keynes, MK11 3LW, UK
UKHW020237220726
13923UKWH00002B/699

9 782019 22641